단식 모방 다이어트

단식 모방 다이어트

몸을 착각하게 하는
건강한 식사법

The Longevity Diet!

발터 롱고Valter Longo 지음

신유희 옮김 | 정양수 감수

지식너머

노화를 지연하고 질병과 싸우고 적정체중을 유지하기 위하여 줄기세포 활성화와 재생, 그 뒤에 숨어 있는 새로운 과학을 파헤친다.

_ 발터 롱고 박사

장수학이라는 연구 분야에서 세계를 선도하고 있는 발터 롱고 박사는 가장 널리 통용되고 있는 장수 전략들을 모아 이해하기 쉬운 원칙으로 정리하는 놀라운 일을 해냈다. 특히 단식에 대한 그의 연구는 건강을 향상시키고 수명을 연장시킬 수 있는 가장 매력적이고 새로운 전략 중 하나이다.

−조셉 메르콜라, 의사, 자연 치유 관련 인터넷 사이트 중 방문자 수가 가장 많은 Mercola.com 창립자

뛰어난 과학자인 발터 롱고의 유려한 글솜씨로 탄생한 이 책은 수십 년간의 세월을 바친 연구의 정점이자 식단과 질병과 수명 뒤에 숨어 있는 메커니즘을 이해하려는 진정한 열정의 산물이다. 롱고의 연구에서 나타나듯이, 그리고 그의 임상시험 결과가 확인해주듯이, 올바른 식단은 시곗바늘을 되돌려 우리가 건강한 길로 나아갈 수 있도록 이끌어준다. 이 책이 마땅히 누려야 할 가치만큼이나 많은 독자들에게 널리 읽히길 바란다.

−마이클 모슬리, BBC 과학 분야 저널리스트이자 《간헐적 단식법The Fast Diet》의 저자

롱고 박사는 뇌와 신체와 정신의 건강을 위한 최신·최선의 자료를 최대한 활용하여 일상적으로 실천할 수 있는 식단과 주기적인 단식이라는 완벽한 공식을 완성했다. 이보다 더 확실한 해답은 아마 없으리라고 말해도 좋다!

−루돌프 E. 탄지, 박사, 하버드대학교 신경학 교수이자 하버드대학교 매사추세츠 병원 유전학 및 노화 연구 유닛의 책임자이며 〈뉴욕 타임스〉 베스트셀러인 《슈퍼 브레인Super Brain》의 저자

수명과 건강수명에 있어서 식단이 핵심적인 역할을 한다는 인식은 계속해서 확산되어 왔다. 발터 롱고는 누구보다 먼저 이 분야의 연구를 시작한 선구자이다.《단식 모방 다이어트》에서 롱고는 그간의 연구로 축적한 전문지식을 누구나 쉽게 이해할 수 있는 조언과 도구로 탈바꿈하여 사람들의 식습관과 노화와 생활을 개선하고자 한다.

-핀카스 코헨, 의학박사, USC 레오나르도 데이비스 노인학 대학 학장

주기적 단식으로 얻을 수 있는 건강상의 이점은 놀라우리만큼 충격적이다. 이 분야의 선두주자인 발터 롱고 박사는 인간사회를 갉아먹는 주요 만성질환을 극복하기 위해 긴 여정을 시작했으며 단식 상태를 모방하는 다이어트를 통해 이러한 질병들과 싸워 이길 수 있다는 사실을 보여준다.

-브라이언 케네디, 싱가포르국립대학교 건강노화센터 책임자이자 생화학 및 생리학 교수

간헐적 난식이 유행하면서 '단식 모방 다이어트'를 주창하는 발터 롱고 박사의 이름도 심심치 않게 세간에 오르내리고 있다.

단식을 하는 기간과 그에 따른 효과도 각기 다른 다양한 방법들을 뭉뚱그려 간헐적 단식이라고 일컫는 것과는 달리, '단식 모방 다이어트'는 노화를 막고 건강 증진과 수명 연장을 목표로 수십 년간 롱고 박사와 동료들이 우직하게 지속해온 장수에 관한 연구 결과물이다.

이 책에는 롱고 박사가 다각도로 깊이 연구한 내용을 흥미롭게 펼쳐놓았으며 이 탄탄한 연구를 토대로 신뢰성 있는 단식 모방 다이어트의 원칙을 소개한다. 또한, 단식 모방 다이어트를 당뇨병, 치매, 심혈관계질환과 같은 만성질환과 심지어 암, 자가면역질환 치료에 사용할 수 있는 근거와 방법을 설명하였고, 건강수명을 늘리는 2주 식단 프로그램까지 제시해주고 있다.

롱고가 제시한 식단은 우리들이 흔하게 접할 수 있는 것은 아니다. 하지만 우리나라 사람들이 건강하게 먹을 수 있는 복합탄수화물인 현미와 함께, 올리브 오일 대신에 사용할 수 있는 들기름, 우리나라에서 자라고 우리 조상들이 즐겨 먹었던 다양한 채소와 나물을 응용한다면 이탈리아 지중해식 못지않은 훌륭한 음식으로 다시 태어날 것이다. 물론 한식이 가진 단점도 보완해야 한다. 한식에서 주로 섭취하게 되는 염도 높은 젓갈과 김치를 조절한다면 세계 어느 나라보다 훌륭한 장수 식단이 될 것임을 자부한다.

체중 조절을 원하는 비만한 사람, 피부와 몸이 맑아지고자 하는 피로한 사람, 여러 가지 만성질환과 암에 시달리고 있는 환자들, 특히 그 환자들의 치료를 위해 노력 중인 의사를 비롯한 의료 종사자들과 임상영양사들, 그리고 건강하게 오래 살기를 원하는 이 세상의 모든 사람이 꼭 읽어보아야 할 값진 정보가 듬뿍 들어 있는 책이라 자신 있게 말한다.

또한, 롱고 박사가 치료가 어려운 병에 걸린 환자들을 돕기 위해 설립한 비영리단체인 치료법개발재단(https://createcures.org)에 이 책의 인세가 전액 기부되기 때문에 이 책을 구매하면 가치 있는 연구에 금전적인 지원을 하여 소중한 한 생명을 구하는 데 이바지하는 것이기도 하다.

롱고 박사가 차려놓은 소박하지만 알찬 밥상 속에서 각자에게 맞는 식단을 찾으시길 바란다.

_ 정양수, 가정의학과 전문의, 보완통합의학 전문가

인체 재생 스위치를 켜는
가장 과학적인 식단 가이드

문명이 막 태동하던 무렵부터 사람들은 긴 수명, 생명의 원천, 영원한 젊음을 유지할 수 있는 비밀, 이 3가지에 강하게 이끌렸다. 나는 10대 때부터 이것들에 깊은 관심을 가졌다. 그 시절 나는 록 스타가 되고 싶었고 프로 뮤지션이 될 거라 믿어 의심치 않았으나 록의 매력에 끌리는 것과는 별개로, 장수의 비밀을 밝히고 그로 인해 의학이 어떻게 발전해왔는지 파헤치고자 하는 열정이 끊이지 않았다. 결국 대학교 2학년이 됐을 때 인간의 노화 과정을 연구하기 위해 음악은 취미로 남겨둔 채 과학에 전념하기로 결심했다. 30년이 지난 지금도 나는 기타를 놓진 않았지만 대부분의 시간은 로스앤젤레스에 있는 USC^University of Southern California 장수연구소^Longevity Institute 와 밀라노에 있는 IFOM^Molecular Oncology FIRC Institute (이탈리아 암연구재단에서 설립한 분자종양연구소) 산하의 장수 및 암 관련 프로젝트 책임자로 일하면서 인구조사, 임상시험, 기초 연구를 통한 역학을 100세 이상 노인 연구에 접목하여 어떻게 하면 인간의 수명을 늘릴 수 있을까 고민하며 보낸다.

　그러나 정확히 말해서 내 관심은 단순히 오래 사는 것이 아니라 '건강하게' 오래, 즉 젊음과 활력을 유지하는 동시에 기존 기대수명을 넘어서는 것에 있다. 이를 위해 우리 연구소에서는 학습, 기억, 신체적인 건강 등 여러 기능의 최대화와 자가면역질환, 퇴행성 신경질환, 암, 당뇨병, 심혈관계질환 등 다양한 질병의 예방과 치료에 초점을 맞추고 세포, 동물, 인간을 대상으로 수십 년간 연구를 진행해왔다. 우리가 연구한 결과에 따르면 오래 살수록 '골골대는' 기간만 늘어날 뿐이라는 기존 상식과 달리, 인간의 몸이 젊을 때 어떻게 유지되는지를 이해하면 90세, 100세, 혹은 그 이상까지도 건강한 삶을 누릴 수 있다. 가장 중요한 방법 중 하나는 인체의 선천적 능력인 세포와 기관의 재생 활동을 이용하는 것이다. 그러나 안타깝게도 현대인은 건강하지 않은 식단과 끊임없이 먹는 식습관 때문에 인체에 내장된 재생 장치의 스위치가 꺼져서 30대나 40대에 이미 질병에 취약하고 퇴화하기 시작한다. 지난 30년간 연구한 결과, 다행히 스위치는 어렵지 않게 다시 켤 수 있는 것으로 보인다. 다만 모든 사람에게 안전하고 효과적인 방법을 찾아야 하는 문제가 남아 있다.

다시 과거 이야기로 돌아가자. 나는 이탈리아 북서부에 있는 제노바(크리스토퍼 콜럼버스의 고향)에서 태어나고 자랐지만 여름은 부모님의 고향인 남부 칼라브리아에서 보냈다. 제노바에서 미국으로 건너간 것은 열여섯 살 되던 해였다. 록 스타가 되어 부와 인기를 모두 누리게 될 거란 꿈을 안고, 음악 공부를 위해 시카고에 있는 이모 집으로 갔다. (시끄러운 전자기타 소리로 이웃들을 많이 괴롭혔다.) 눈부시게 번화한 음악계와 미국에서 제일 멋진 블루스 음악과 함께 나는 처음으로 미국식 식사를 접했다. 세계에서 가장 건강한 음식을 먹는 두 지역에서 자라왔고 또 그런 식사가 너무도 당연했던 내게, 넘치는 식사량, 거의 매끼 제공되는 엄청난 양의 고기와 치즈, 설탕이 잔뜩 들어간 음료수, 언제든지 먹을 수 있도록 널려 있는 간식거리는 매우 충격적이었다. 뿐만 아니라 시카고에 사는 이탈리아인 친척들은 고향에서는 거의 볼 일이 없었던 당뇨병, 심장병 등 여러 가지 질병에 시달리고 있었다. 당시에는 이에 대해 깊이 생각하지 못했지만 훗날 이 경험은 식사와 질병과 수명에 대한 내 가설을 확고히 하는 데에 도움이 됐다.

몇 년 후 댈러스에서 조금 떨어진 곳에 있는 노스텍사스대학교로 진학하여 음악 공부를 계속했으나, 노화에 대한 관심은 점점 더 나를 사로잡았다. 30대를 향해 가거나 이미 넘긴 친구들이 늙어간다며 한탄하는 모습이 눈에 띄었다. 그러나 결정적으로는 할아버지가 돌아가시는 모습을 옆에서 지켜봤던 경험이 머릿속에 깊게 자리 잡아 나를 새로운 방향으로 이끌 기회를 기다리고 있었던 것 같다. 마침내 대학교 2학년이 됐을 때, 음악을 사랑하는 마음만큼이나 내가 진짜로 원하는 삶은 사람들이 젊음을 유지할 수 있는 방법을 연구하는 것이라는 사실을 깨닫고 생화학부로 전공을 옮겼다. 그로부터 4년 후, 노화생물학 분야의 최고 프로그램 중 하나인 UCLA^{University of California at Los Angeles} 병리학 박사과정을 밟으며, 당시 막 독자적인 학문으로 인정받기 시작하던 영양학과 장수학 분야에서 세계 최고 전문가였던 로이 월포드^{Roy Walford}의 연구실에서 일하게 됐다. 그다음은 모두가 알고 있는 대로다.

　　나는 세포의 보호 및 재생을 조절하는 유전자와 영양섭취 간의 관계를 탐구하며 건강하게 장수하는 법을 30년 넘게 연구해왔다. 그렇게 알아낸 것들을 모아서 누구나 따라 할 수 있게 만든 것이 바로 '건강수명 늘리는 식단^{The Longevity Diet}'으로, 이는 매우 간단하여 내가 제시하는 1일 식이요법을 따르면서 주기적으로(건강상태에 따라 1년에 2~12회 정도) 단식 모방 다이어트^{FMD, fasting-mimicking diet}를 시행하기만 하면 된다. 단식 모방 다이어트는 말 그대로 단식을 모방하는 식단으로 영양결핍과 배고픔 없이 단식의 장점만 취할 수 있다. 건강수명 늘리는 식단과 FMD는 인체를 보호, 재생, 회춘시켜 젊음과 건강을 오래 유지할 수 있도록 만들어준다. 생체시계를 일정 부분 거꾸로 돌려놓기 때문에 젊은 사람들은 노화를 늦추고 질병을 예방할 수 있으며 나이 든 사람들은 좀 더 젊은 시절로 돌아갈 수 있다. 또한 FMD는 근육과 골 질량의 손실 없이 복부지방의 감량 효과가 있다는 사실이 임상적으로 증명됐다. 인체에는 줄기세포를 활성화하고 세포, 기관, 생체 시스템의 일부를 재생하는 능력이 잠재되어 있는데, 건강수명 늘리는 식단은 이러한 능력을 일깨워 여러 질병에 대한 위험인자를 감소시킨다. 이 책에서는 건강수명 늘리는 식단이 왜, 그리고 어떻게 이러한 작용을 일으키는지 살펴본다. 또한 급격한 변화를 최소화하면서도 안전하고 실천하기 쉬운 식단을 짜기 위해 과학적·임상적 경험을 활용하는 방법도 설명한다. 현재 미국과 유럽, 아시아에서 수천 명의 의사들이 우리가 제시하는 식단을 추천하고 있다.

식단과 건강을 다룬 책은 수없이 많지만, 이 책은 다각도에 걸쳐 연구한 내용을 토대로 기초를 견고히 하고 있다는 점에서 다른 책들과는 다르다. 사람들은 어떤 음식이 좋다더라, 나쁘다더라 하는 정보를 끊임없이 접한다. 그래서 나는 내가 추천하는 식단이 최대한 일반적이고 흔들림 없이 탄탄한 과학적 기초 위에 세워졌다는 것을 확실히 하기 위해 '장수학의 다섯 기둥'이라는 방법을 고안했다. 장수학의 다섯 기둥은 어떻게 먹어라, 운동해라 등의 구체적인 행동 지침이 아니라, 건강수명 늘리는 식단을 든든하게 받쳐주는 5가지 학문적 배경으로 ⑴ 기초연구/젊음유지연구, ⑵ 역학, ⑶ 임상연구, ⑷ 100세 이상 노인 연구, ⑸ 복잡한 시스템의 이해(예를 들어, 인체를 자동차와 같이 복잡한 기계에 빗대어 이해하는 방식)로 이루어져 있다. 넓고 견고한 기초를 바탕으로 올바른 식단과 운동을 선택하면 그 효과가 확실할 뿐만 아니라 기존 연구 결과가 뒤늦게 완전히 틀린 것으로 밝혀져 곤란해질 가능성을 최소화할 수 있다. 지난 30여 년간의 연구 및 다양한 분야의 과학자들과의 교류를 통해 나는 평생 따라도 좋을 만큼 탄탄한 영양섭취 체계를 완성할 수 있었다.

건강하게 오래 사는 비법을 찾기 위해 나는 전 세계를 돌아다녔다. 로스앤젤레스에서 에콰도르 남부의 안데스산맥으로, 일본 오키나와에서 러시아로, 네덜란드에서 서부 독일로, 그러나 최종 종착지는 결국 이탈리아였다. 자랄 때는 전혀 몰랐지만 내가 태어나고 자란 이탈리아 북부는 65세 이상 인구 비율이 세계에서 가장 높은 곳이었으며(28.3%, 2016년 이탈리아 국립통계협회 기준), 어린 시절 여름마다 시간을 보냈던 남부 지역은 100세 이상 노인 비율이 세계적으로 높은 지역 중 하나였다. 연구를 하는 과정에서 내가 자란 고향으로 돌아가 그곳에서 오래, 건강하게, 활기찬 삶을 살아온 사람들의 시선으로 세상을 다시 돌아볼 수 있었던 것은 매우 놀라운 우연인 한편, 내 일이 내게 가져다준 특권이자 내가 옳은 길로 나아가고 있다는 확신이기도 했다. 고향인 이탈리아와 세계 여러 곳에서 만난 장수 노인들에게서 영감을 얻은 이 책을 그들처럼 건강하게 오래 살기를 바라는 모든 이들에게 바친다.

: 연구의 진행 과정과 결과

이 책을 읽으면 건강하게 오래 살 수 있는 방법을 배울 수 있을 뿐만 아니라 소중하고 가치 있는 연구를 금전적으로 지원할 수도 있다. 병이 많이 진행됐거나 까다로운 질병을 앓고 있는 환자들은 통합적이고 좀 더 효과적인 치료를 필요로 한다. 이런 환자들을 돕기 위해 나는 치료법개발재단Create Cures Foundation(www.createcures.org)이라는 비영리단체를 설립했으며 이 책의 인세는 치료법개발재단 등과 같은 단체에 100% 기부된다. 나는 매일같이 암, 자가면역질환, 대사장애, 퇴행성 신경질환 등과 같이 심각한 병을 진단받은 환자들로부터 의사에게 처방받은 표준 치료법 외에 다른 방법이 있는지 문의하는 이메일을 받는다. 안타깝게도 의사들은 병원 내 지침, 법적 소송에 대한 두려움, 넘쳐나는 담당환자 수, 질병의 복잡성 때문에 표준 치료법에만 집중할 수밖에 없고, 환자들이 통합적인 치료를 요구하더라도 그에 응해주기가 어렵다. 암이나 기타 질병에 대해 새로운 치료법을 연구하는 의사들과 의견을 나눌수록, 모든 임상시험이 끝날 때까지 몇 년씩 기다릴 시간이 없는 환자들에게 신뢰할 수 있는 연구 결과를 바탕으로 안전하고 효과적인 통합 치료법을 제공하기 위해서는 나 같은 연구자가 필요하다는 사실이 분명해졌다.

이러한 이유에서 나는 치료법개발재단을 설립했다. 기존 치료법과 더불어, 신뢰할 수 있고 과학적, 임상적으로 확인된 치료법을 함께 활용하고자 하는 이들에게 근거가 탄탄한 정보를 제공하고자 한다. 이로써 부작용은 줄이고 치료의 효과는 극대화되도록 돕는 것이 재단의 목표다. 의사의 역할을 축소하려는 것이 아니다. 동물실험과 임상시험으로 뒷받침된 통합 치료법에 대해 정보를 제공하면 의사의 역할은 오히려 더 중요해진다. 최근 들어 연구 지원을 위한 자금이 전체적으로 줄어드는 추세며 특히 대체 치료법에 대해서는 거의 아무런 지원이 이뤄지지 않고 있다. 이 책의 판매 수익금을 치료법개발재단 및 기타 비영리 대학이나 기관에 쓰고자 하는 이유가 여기에 있다. 그러니 이 책을 더 많이 구매해주기를! 친구와 가족들에게도 선물하면 좋겠다. 받는 사람에게도 유익할 뿐 아니라 노화, 암, 알츠하이머병, 파킨슨병, 심혈관계질환, 다발성 경화증, 크론병 및 대장염, 1형·2형 당뇨병 등의 연구에 기여할 수도 있으니 말이다. (여기서 나열한 질병은 기초연구를 모두 마쳤으며, 현재 임상시험이 진행 예정이거나 시작했거나 일부는 성공적으로 완료한 상태다.)

우리 재단은 폭넓고 독창적인 사고를 통해 최대한 빨리 연구 결과를 개선하여 실제로 적용 가능한 치료법으로 전환하는 데에 힘을 쏟고 있다. 미국에서 규모가 가장 크고 훌륭한 대학병원 중 하나인 USC의 레오나르도 데이비스 노인학 대학Leonard Davis School of Gerontology과 켁 메디컬 센터Keck Medical Center, 그리고 이탈리아 밀라노에 있는 IFOM 암연구기관에서 기초연구 및 임상시험을 자체적으로 진행하고 있으며, 아울러 이 분야의 선두에 있는 병원 및 연구기관과 가능한 많이 협업하고자 노력 중이다. (현재까지는 하버드Harvard, 메이요 클리닉Mayo Clinic, 베를린 샤리테 의과대학Charité-University Medicine Berlin, 레이던대학교Leiden University, 제노바대학교University of Genova와 함께 연구하고 있다.) 내 페이스북 페이지 @

profvalterlongo 또는 치료법개발재단 홈페이지www.createcures.org에 들어가면 앞으로 진행 예정인 임상시험 등 우리 연구팀의 최신 뉴스를 받아볼 수 있다.

내게 메일을 보내는 모든 환자들은 사실상 같은 질문을 한다. 내가 고안한 FMD는 음식을 끊지 않고도 단식 효과를 누릴 수 있다고 들었는데 그 기간 동안 무엇을 먹으면 되는지를 묻는 것이다. 이에 답하기 위해서, 그리고 모두가 안전하고 효과적으로 FMD를 실천할 수 있도록 나는 엘-누트라L-Nutrawww.t-nutra.com라는 회사를 차렸다. 엘-누트라는 미국국립암기관US National Cancer Institute, 국립노화연구소National Institute on Aging, 그 외 여러 기금 지원 기관의 도움을 받아 암 환자를 위한 FMD 제품인 케모리브Chemolieve와 누구나 사용할 수 있는 FMD 제품인 프로론ProLon을 개발한 후 임상시험까지 마쳤다. 엘-누트라에서 발생하는 수익금 중 내 지분은 치료법개발재단 및 우리와 목표를 같이하는 다른 비영리 연구기관에 전액 투자된다. (나는 엘-누트라로부터 월급도, 컨설팅 수수료도 받지 않으며, 정확히 말하면 최소한의 실비 정산만 받는다.) 엘-누트라 제품의 가격 책정에 내가 직접적으로 개입하진 않지만 제품의 질과 회사의 성장 능력을 타협하지 않는 선에서 최대한 합리적인 가격에 판매하기 위해 노력하며 세계 어디서든 엘-누트라 제품을 구매할 수 있도록 만들기 위해 힘쓰고 있다.

이미 미국에서는 엘-누트라 홈페이지에서 프로론 구매가 가능하며 많은 의사들과 의료계열 전문가들로부터 추천을 받고 있다. 케모리브는 현재 USC, 메이요 클리닉, 레이든대학교 등 여러 저명한 암센터에서 테스트를 진행 중이며 그 외에도 많은 기관들이 다양한 질병 및 조건에서 여러 가지 FMD를 시험해보고자 기금 마련을 기다리고 있다.

많은 환자들이 반드시 제품을 구매해야 하는지, 사용 시 전문가와 상담이 필요한지, 아니면 집에서 그냥 FMD를 시행해도 되는지를 묻는다. 먼저, 내가 제안하는 식단 프로그램의 나머지 반쪽, 즉 건강수명 늘리는 식단은 아무

마트에서나 살 수 있는 음식으로 구성되어 있으며 전문가의 상담이나 특별하게 제조된 제품이 필요 없다. 또한 건강수명 늘리는 식단 하나만으로도 많은 질병을 예방하고 치료할 수 있을 뿐 아니라 FMD의 시행 횟수를 줄일 수도 있다. 그러나 FMD는 몇 년에 걸쳐 여러 환자에게 제품 사용 및 상담 여부를 달리하여 시험한 결과, 임상시험을 마친 제품을 자격 있는 영양사나 의사의 상담하에 진행하는 것을 권장한다. 모든 재료가 완벽하게 안전하긴 하지만 노화와 질병을 멀어지게 하는 강력한 효과를 지닌 만큼 부작용이 있을 수 있고 어떤 부작용은 심각할 수도 있기 때문이다. 적절한 검진 및 상담하에 임상적으로 증명된 제품을 사용한다면 최대한 안전하고 확실하게 효과를 볼 수 있을 것이다. (전문가들은 단식 기간을 하루라도 연장할 경우 의료진의 조언을 받아야 한다고 말한다.)

평소 건강에 문제가 없었다면 대부분의 경우는 임상시험을 완료한 프로론을 이용하여 집에서도 안전하게 FMD를 진행할 수 있다. 그러나 전문 영양사와 상담할 수 있는 기회가 있다면 FMD를 시행하기 전에, 특히 처음으로 시도하는 것이라면 더욱더, 영양사와 먼저 상의하길 권한다. 만약 이미 병을 진단받은 상태라면 반드시 의사의 동의가 있어야 한다. 엘-누트라 홈페이지에 방문하면 여러 가지 정보 및 관련 전문가를 찾아볼 수 있다.

Contents

Chapter
01

누구나 건강하게
오래 살 수 있다

Chapter
02

'장수 프로그램'으로
건강수명을 늘릴 수 있다

누구나
건강하게

오래
살 수
있다

Chapter

1

The
Longevity
Diet!

몰로치오의
분수

이탈리아 최남단에서 북쪽으로 1시간 반 정도 차를 몰면 칼라브리아 지역에 몰로치오^Molochio라고 하는 작은 마을이 나타난다. molokhē라는 그리스어에서 유래한 이 마을의 이름은 밝은 보라색 꽃이 피는 약용식물인 '아욱^mallow'을 뜻한다. 몰로치오 중앙 광장에는 분수가 하나 있는데 아스프로몬테 산지에서 흘러온 차갑고 깨끗한 물이 샘솟아 안전하게 마실 수 있다.

1972년 내가 다섯 살이었을 때, 어머니와 나는 편찮으신 할아버지를 돌보기 위해 반년 정도 몰로치오에서 지냈다. 할아버지는 치료만 했다면 고칠 수 있었던 탈장을 수년간 방치하셨다. 할아버지가 돌아가시던 날, 모두가 할아버지의 이름을 부르며 그를 흔들어 깨우려 했다. 그 모습을 지켜보던 나는 방으로 들어가 이렇게 말했다. "할아버지는 이미 하늘나라로 떠나신 거예요!" 할아버지와 매우 가깝게 지냈던 내게 그의 죽음은 크나큰 슬픔으로 다가왔다. 아직 어린아이였음에도 불구하고 노화와 죽음에 맞서는 것이 앞으로 내가 해야 할 일이라고, 어떻게든 이 문제를 내가 해결해야겠다고 느꼈다.

몰로치오의 이웃 중 하나인 살바토르 카루소는 할아버지와 나이대가 비슷했다. 할아버지가 돌아가신 지 40년이 지난 후인 2012년, 살바토르와 나는 〈셀 메타볼리즘^Cell Metabolism〉이라는 과학 학술지에 함께 등장했다. 우리 연구팀이 몰로치오에 사는 노인들의 식습관을 바탕으로 조사한 결과, 단백질 함량이 낮은 식사를 하면 미국 인구에서 암 발생을 줄이고 전반적인 사망률을 낮출 수 있다는 사실을 밝혀냈기 때문이었다. 108세의 살바토르가 칼라브리아의 올리브 나무 사이에 서 있는 모습이 〈워싱턴 포스트〉를 포함해 세계 여러 매체의 표지에 실렸다. 그로부터 2년 후, 살바토르는 이탈리아의 최고령 노인이자 몰로치오에 거주하는 100세 이상 노인 4명 중 한 명이 되었다. 당시 몰로치오 인구가 2천 명 정도밖에 안 되었던 것을 고려하면 세계에서 100세 이상 노인 비율이 가장 높은 지역인 셈이었다(넓은 지역 단위를 기준으로 100세 이상 노인 비율이 가장 높은 것으로 알려진 일본 오키나와보다도 4배나 높은 비율이다).

2015년, 110세의 나이로 세상을 떠난 살바토르는 1905년에 태어난 이래로 쭉 몰로치오의 분수에서 샘솟는 물을 마셨다. 마을에 유난히 장수하는 사람들이 많다 보니 그 분수가 진짜로 젊음의 샘물 같은 것이 아닌가 하는 생각도 든다. 재미있는 생각이긴 하지만 인생의 대부분을 장수의 비밀 뒤에 숨겨진 과학을 연구하는 데에 바친 결과, 진리는 전혀 특별한 마법이 아니었다. 젊음의 샘물을 마시기 위해 몰로치오에 갈 필요는 없다. 만약 간다면 그곳에 사는 노인들에게서 장수의 비법을 많이 배울 수 있긴 하겠지만 말이다.

운인지 운명인지, 나는 다양한 식사와 문화에 대해 매우 특별하고 소중한 시각을 가질 수 있는 삶을 살아왔다. 어린 시절 여름을 났던 몰로치오에서는 칼라브리아 식사를, 태어나고 자란 제노바에서는 리구리아식 (리구리아: 이탈리아 제노바가 속해 있는 지역-역주) 페스카테리언 (육류는 먹지 않지만 해산물이나 유제품 등은 먹는 부분 채식주의자-역주) 식사를, 시카고와 텍사스에서는 기름진 음식을 잔뜩 섭취하는 미국식 식사를, 젊음의 메카인 로스앤젤레스에서는 지나치게 건강에 집착하는 식사를 겪으면서 건강을 해치는 식단부터 매우 훌륭한 식단까지 다양한 음식문화를 접했고, 바로 이런 경험 덕분에 음식과 질병과 장수의 연결고리에 대해 가설을 세울 수 있었다고 생각한다. 건강하게 오래 사는 방법을 이해하기 위해서는 과학적, 역학적, 임상적 연구뿐 아니라 멋지게 노년을 살아내고 있는 사람들의 모습을 면밀히 관찰해야 한다는 것 또한 내 경험이 준 가르침이다.

자랄 때는 몰랐지만 나는 세계에서 건강하기로는 둘째가라면 서러울 전통 음식문화를 가진 두 지역을 오가며 자랐다. 고기 요리로 유명한 투스카니, 진한 크림소스 요리로 유명한 라치오, 에밀리아 로마냐와 같은 이탈리아 타 지역과 달리, 리구리아와 칼라브리아에서는 복합탄수화물과 채소를 위주로 미네스트론minestrone(채소와 파스타를 넣은 이탈리아식 수프-역주), 판소티 알 수고 디 노체pansotti al sugo di noce(채소로 채운 라비올리 파스타에 호두소스를 곁들여 먹는 음식), 파리나타farinata(병아리콩과 올리브 오일로 만든 음식) 등을 먹었다. 칼라브리아에서 여름을 날 때면 우리 가족은 단순하게 하루를 보냈다. 거의 매일 아침 형이나 누나나 내가 언덕 위에 있는 빵집에 가서 오븐에서 갓 나온 따끈하고 신선한 통밀빵을 샀다. 하루걸러 하루 정도는 점심이나 저녁으로 채소, 특히 콩깍지째 조리한 콩을 듬뿍 넣은 파스타 에 바이아네이아pasta e vaianeia를 먹었다. 소금을 넣지 않고 말린 대구 요리인 스토카피쏘stoccafisso를 채소와 곁들여 먹기도 하고 그 외에도 블랙 올리브, 올리브 오일, 토마토, 오이, 피망 등의 식재료를 즐겨 먹었다. 고기는 일주일에 하루만 나왔다. 일요일마다 집에서 만든 마카로니와 함께 폴페테polpette(미트볼)를 한 명당 2개씩 먹을 수 있었고 가끔씩 작은 스테이크가 나오기도 했다. 음료수는 주로 그냥 물(산에서 흘러내려온 지하수)이나 지역에서 난 와인, 차, 커피, 아몬드 우유를 마셨고 아침에는 종종 우유 대신 염소젖을 마셨다. 간식이라고는 땅콩, 아몬드, 헤이즐넛, 호두, 건포도, 포도, 옥수수 정도뿐이었다.

8시쯤 저녁 식사가 끝나면 다음 날 아침까지 아무것도 먹지 않았다. 마을 잔치에 나오는 달콤한 디저트도 견과류나 말린 과일로 만든 것이 전부였다. 아이스크림이 먹고 싶을 때는 스무디나 셔벗과 비슷한 얼음 디저트인 그라니타granita를 먹었다. 과일이 잔뜩 들어간 그라니타는 내가 생각하기에 세상에서 제일 맛있는 디저트지만 설탕이 많이 들어간다. 맛있는 그라니타를 먹기 위해서 우리는 6마일이나 떨어진 타우리아노바 마을까지 기꺼이 가곤 했다.

제노바와 리구리아의 전통음식 또한 칼라브리아 못지않게 건강하다. 설탕은 거의 쓰지 않고 채소, 병아리콩, 올리브 오일, 멸치, 대구, 홍합 등으로 요리를 한다. 이들은 차차 이 책에서 설명할 건강수명 늘리는 식단을 이루는 중요한 식재료들이다.

수명의 과학을
시작하다

열두 살 때 나는 방에 틀어박혀 앰프 소리를 최대로 키우고 다이어 스트레이츠, 지미 헨드릭스, 핑크 플로이드의 앨범을 전자기타로 연주하며 미국으로 건너가 록 스타가 되는 꿈을 꿨다. 열여섯 살이 되던 해인 1984년, 꿈에 그리던 기회가 찾아왔고 제노바를 떠나 시카고에 있는 이모네로 갔다. 음악에 푹 빠진 10대였던 나는 가방 밖으로 삐져나온 기타를 등에 메고 휴대용 앰프를 손에 든 채 시카고 교외에 있는 멜로즈 파크의 리틀 이탈리아에 도착했다. 영어는 거의 한마디도 하지 못해서 공항에서 입국심사를 하는 직원이 여권에 '영어 불가'라는 도장을 찍어줄 정도였다. 시카고는 음악적 환경이 뛰어난 도시였다. 나는 지역에서 유명한 비밥 연주자인 스튜어트 피어스에게 기타를 배웠다. 가장 관심 있는 장르는 록이었지만 재즈와 비밥을 배워두면 록 연주에도 도움이 될 터였다. 주말에는 이모네 집에서 빠져나와 기차를 타고 다운타운의 블루스 클럽으로 가서 밤새도록 다른 뮤지션들과 즉흥연주를 했다.

시카고에서 나는 세상에서 제일 멋진 블루스 음악을 경험하기도 했지만, 지금 생각하면 '심장 발작 식단'이나 다를 바 없이 건강에 나쁜 식사를 처음 접한 곳도 시카고였다. 그때는 영양이나 노화에 대해 전혀 몰랐던 시기였는데도 시카고의 음식문화에 뭔가 문제가 있다고 느꼈던 것이 기억난다. 이탈리아 남부에서는 심혈관 질환 환자가 흔치 않았고, 특히 내 가족이나 친척들 중에서는 극히 드물었으나 시카고에 있는 칼라브리아 출신 친척들 중에서는 심혈관 질환으로 고생하는 사람들이 많았기 때문이었다.

미국에 사는 남부 이탈리아인들은 아침으로 베이컨과 소시지, 달걀, 점심으로는 파스타와 빵과 고기를 잔뜩 먹었으며 저녁 식사까지 고기로 먹는 일도 잦았다. 뿐만 아니라 치즈, 우유, 지방과 당분 함량이 높은 디저트도 많이 먹었다. 많은 사람들이 좋아하는 시카고 피자는 도우보다 치즈에서 나오는 칼로리가 더 높았다. 마실 것으로는 탄산음료 또는 그에 못지않게 과당이 많이 들어 있는 과일주스를 주로 마셨다. 시카고 사람들이 먹는 음식 중 상당수가 튀긴 요리라는 것도 심각한 문제였다. 당연한 결과로 많은 사람들이 30대만 되어도 과체중이나 비만이 됐다. 나 역시도 다른 사람들처럼 식사를 했고, 비만이 된 적은 없지만 시카고에서 지낸 3년 동안 엄청나게 키가 자랐다. 188cm까지 자라 형보다 10cm, 아버지보다는 20cm가량 더 커졌다. 고기를 많이 먹은 탓에 (아마도 스테로이드 호르몬을 함유한) 단백질 섭취가 증가했기 때문인 것 같았다.

시카고에서 고등학교를 졸업한 후에는 노스텍사스대학교 음대에서 재즈 공부를 계속하기 위해 남쪽으로 향했다. 나는 내가 시카고에 있을 때보다 더 많이 먹거나 더 커질 수 있으리라고는 상상도 하지 못했다. 그러나 대학교 등록금을 마련할 목적으로 미국 육군 예비군에 지원한 후 내 생각이 틀렸음을 알게 됐다. 켄터키주 포트 녹스에 있는 훈련소에 도착한 나는 인간을 극한까지 몰아붙이는 데에 자부심을 느끼는 육군 탱크부대에 합류하여 해병대와 함께 훈련을 받았다. 하루에 서너 시간씩만 취침하며 온종일 팔굽혀펴기 등의 격렬한 훈련을 했고, 그리고…… 미친 듯이 먹고 또 먹었다.

포트 녹스에서 두 번의 여름을 보내면서 이전까지는 절대 할 수 없으리라 생각한 일들을 해냈다. 내 인생에서 가장 거칠고 아마도 가장 멋진 훈련이었다. 실수 없이, 최대한 완벽하고 빠르게 임무를 수행하는 법을 배웠다. 교관들은 우리에게 늘 불가능한 것을 기대했다. 팔굽혀펴기 50개를 하면 100개를 목표로 삼으라고 했고, 3.2km를 뛰는 데에 12분이 걸리면 10분 안에 뛰어야 한다고 소리를 질렀다. 아무리 불가능해 보이는 일이라도 밀어붙이면 해낼 수 있다는 사실을 알게 됐다. 마침내 나는 3.2km를 10분 안에 뛸 수 있었다.

군대 식단은 육류와 탄수화물을 기본으로 했다. 그러나 각각 2분 안에 팔굽혀펴기 70개, 윗몸일으키기 60개를 하고 10분 30초 내에 3.2km 달리기에 성공하면 훈련점수 200점을 득점하여 보상으로 달콤하고 시원한 탄산음료를 마실 수 있었다. 돌이켜보면 우리는 전부 탄산음료에 미쳐 있었다. 인산, 캐러멜 색소, 설탕 혼합물인 콜라에 환장했고, 드물게 200점 따기에 성공한 훈련병을 질투 섞인 눈으로 바라봤다.

이러한 식단과 고된 훈련으로 나는 몸집이 커지고 근육은 탄탄해졌으며 힘도 세졌다. (적어도 그때는 그렇게 생각했다.) 이 장의 뒷부분에서 자세히 설명하겠지만 우리의 최근 연구 결과에 따르면, 고단백 식사가 근육의 크기를 키우는 것은 맞지만 그렇다고 해서 근력이 반드시 늘어나는 것은 아니다. 새로운 근육세포를 생성하고(근력은 근육세포의 크기보다 개수에 영향을 받는 것으로 알려져 있다) 건강을 증진하는 데에는 오히려 저단백-저당분 식사를 일반적인 단백질 함량의 식사와 번갈아 먹는 것이 더 효과적이다. 실제로 훈련이 끝나고 10년간 다량의 육류, 지방, 단백질을 섭취했으나 내 근력과 체력은 현저하게 떨어졌다. 그러나 건강수명 늘리는 식단으로 서서히 바꿨더니 25년 이상이 지난 지금도 가장 팔팔했던 열아홉 살 훈련병 시절과 거의 비슷하게 팔굽혀펴기와 윗몸일으키기가 가능하다.

군대에 있었던 경험 덕분에 나는 근육량과 근력을 해치지 않고도 건강을 향상할 수 있는 식단에 관심을 가지게 됐다. 그 해답은 '영양기술nutritechnology'

이라는 새로운 분야에 있었다. 평범한 음식에 쓰이는 식재료라도 알고 보면 전부 복잡한 분자로 이루어져 있으며 양과 조합을 적절하게 섭취하면 노화를 지연하고 질병을 막을 수 있는 효과가 있다. 이러한 효과를 낼 수 있는 양과 조합을 찾기 위해 연구하는 학문이 바로 영양기술이다.

: 진화와 조율하기

훈련소 생활이 끝난 후, 댈러스보다 약간 북쪽에 있는 텍사스주 덴튼으로 갔다. 세계에서 가장 뛰어난 재즈 교육을 제공하는 노스텍사스대학교에서 학부과정을 이수하기 위해서였다. 교육과정은 매우 빡빡하여 신입생들은 일주일에 7일, 하루에 16시간씩 수업과 연습에 집중해야 했다. 재즈 연주로 유명한 피아니스트 댄 하얼과 기타리스트 잭 피터슨이 직접 수업을 했다.

과학자로서 활동하며 만난 사람들은 내가 재즈 뮤지션이 되기 위해 공부했었다는 사실을 알면 어떻게 인생의 방향을 180도 바꿀 수 있었는지 놀라워한다. 그러나 사실을 말하자면, 음악과 과학이 완전히 다른 분야이기는 하지만 음악을 공부했던 경험은 과학자로서의 내게 오히려 도움이 됐으며 과학에 창의적으로 접근할 수 있도록 이끌어주는 원동력이 되었다.

어릴 때부터 코드를 배운 사람에게 주파수와 음정을 파악하는 일은 그다지 어렵지 않다. 이는 새로운 언어를 배우는 것과 같아서 어린아이가 단어를 인지하여 상대방이 무슨 말을 하는지 이해하는 것과 비슷하다. 그러나 듣기와 독학에 의지하여 기타를 연습했던 나는 갑자기 새로운 언어에 노출되자 큰 어려움을 느꼈다. 그동안 단순히 소리로만 인지해왔던 음악이라는 언어를 이해하고 사용하는 법을 배워야 했다.

이와 마찬가지로, 과학자는 늘 관찰하는 사람이다. 그러나 그렇게 관찰한 내용을 데이터와 가설로 변환하지 않으면 아무런 쓸모가 없다. 음악을 코드로 이해하는 법을 배웠던 경험 덕분에 나는 노화의 원인 및 노화와 영양섭취의 상관관계에 대해 발견한 많은 사실들을 쉽게 정리할 수 있었다. 내가 연구를 시작하던 당시, 모든 생명체는 노화되며 그 과정에 유전자가 개입한다는 사실은 다들 짐작하고 있었다. 문제는 그렇게 관찰한 내용을 어떻게 데이터화하여 유전적으로 또는 분자적으로 설명하느냐 하는 것이었다. 삶과 죽음은 우리에게 어떤 화음과 선율을 들려줄까? 믿을 수 없이 복잡한 노화의 과정을 해석하고 편곡하여 우리가 거기에 개입하고 변화를 줄 수 있을까?

음악 공부가 과학적 탐구에 영향을 미친 또 다른 예로, 나는 다음과 같은 비유를 들어 '활성산소free radical' 이론을 반박하는 것을 좋아한다. 노화와 관련하여 가장 널리 알려진 이론인 활성산소 이론은 비타민C 등과 같은 항산화제만 잘 섭취하면 건강과 수명을 향상할 수 있다고 말한다. 그러나 비타민C의 섭취량을 늘려 수명을 연장하려는 시도는 모차르트 교향곡을 더욱 아름답게 만들기 위해 첼로 연주자 수를 늘리는 것과 같다. 첼로의 음색은 매우 풍부하지만 모차르트 교향곡을 더 아름답게 다듬기 위해서는 모차르트보다 뛰어난 작곡가가 되어야 한다. 첼로 숫자만 늘려서는 절대 이룰 수 없다. 인간의 건강과 수명은 심지어 모차르트 교향곡보다 복잡하고 정교하다. 지금처럼 거의 완벽에 가까운 수준에 도달하기 위해 수십 억 년간 진화를 거듭해왔다. 무언가를 하나 간단히 추가한다고 해서 이미 완벽에 가까운 것을 좀 더 완벽하게 만들 수 있으리라 기대하지 않는 것처럼 오렌지주스를 한 컵 더 마신다고 해서 건강이 개선되고 수명이 늘어날 것이라 기대할 수는 없다. 당연하게도 항산화제의 보충 섭취는 심지어 쥐의 수명을 늘리는 효과조차 확인되지 않았다.

즉흥연주와 작곡 훈련을 받았던 것 또한 좋은 경험으로 작용했다. 즉흥연주를 잘하기 위해서는 내가 하는 연주에 맞춰 귀에 들리는 소리를 완전히 그리고 즉각적으로 이해하여 그때그때 반응하고 어우러져야 한다. 뿐만 아니라 재즈에서 즉흥연주를 하다 보면 정석적인 코드 진행에서 벗어나 클래식 음악에서는 절대 허용하지 않을 방향으로 흘러가기도 한다. 그러나 그 순간에도 연주자는 항상 코드 진행을 인지하고 새로 발생한 규칙에 따라야 한다. 이러한 훈련은 기존 연구의 단순 변형에 지나지 않는 발견을 유행에 따라 좇기보다, 새롭지만 근거가 확실한 아이디어를 찾기 위해 늘 촉각을 세우는 법을 가르쳐주었다. 한편 작곡가는 누구도 쓴 적이 없는 음악을 써야 한다. 그러나 즉흥연주와 달리 반드시 구조가 짜임새 있어야 하며 모든 선율과 화음, 그리고 그것을 연주하는 악기와 연주법까지 결정해야 한다. 과학과 의학에 있어서 작곡가적 접근이란, 새로운 생각과 가설을 찾되 그 바탕에는 반드시 견고한 수학적 기초가 있어야 하며 인체와 인체가 진화해온 역사와도 조화를 이루어야 한다는 태도를 가리킨다. 이것을 나는 '진화와 조율하기in tune with evolution'라고 부른다.

　뒤에서 자세히 다루겠지만, 예를 들어 혈당을 낮추는 약은 유기체의 정상적인 기능에도 영향을 끼치기 때문에 인체의 조화를 고려하지 않은 처방이다. 일시적인 해결책(혈당 저하)이 될 수는 있지만 장기 복용 시 문제(부작용)가 생길 수도 있다. 그러나 고혈당의 원인이 되는 인슐린 저항성 근육세포를 회복하여 제 기능을 할 수 있도록 만든다면 인체의 조화를 유지 또는 개선할 수 있다. 더 나아가 이러한 회복이 인류의 과거와 그보다 더 오래된 고대 생명체 때부터 반복되어온 환경과 조건으로 이루어진 것이라면, 이는 인체의 조화뿐만 아니라 인류 역사의 '주파수'와도 어우러져 '진화와 조율하기'까지 이룬 처방법인 셈이다. 이 책의 상당 부분을 할애하여 설명할 단식은 호모 사피엔스가 존재하기 수십억 년 전부터 살았던 박테리아를 시작으로 지구상의 모든 생명체가 겪어온 굶주림이라는 방식을 통해 진화와 조율을 맞춘다. 때문에 단식은 인체의 조화를 해치지 않고 잘 조율된 변화를 이끌어 낼 수 있는 가장 강력한 처방 중 하나임이 확실하다.

기존 사고방식에서 벗어나 새로운 가능성과 아이디어를 받아들일 준비가 된 과학자와 연구원들이 없었다면 알렉산더 플레밍이 발견한 페니실린이나 제임스 왓슨과 프란시스 크릭이 풀어낸 DNA의 구조 등 위대한 과학적·의학적 발견 중 상당수가 이루어질 수 없었을 것이다.

전공을 음악에서 과학으로 바꿔야겠다고 결심한 것은 노스텍사스대학교에서였다. 대학교 2학년 어느 날, 교과 상담사가 행진 악대를 지휘하는 수업인 음악교육 과목을 언제쯤 수강할 계획인지 물었다. 이것은 전공을 바꾸기로 한 결정적인 계기가 됐다. 행진 악대를 이끌고 싶은 생각은 눈곱만큼도 없었다! 나는 록 뮤지션이었다. 한편으로는 이것이 정말로 내가 평생 하고 싶은 일인가 하는 질문이 마음속에 떠올랐다. 불현듯 그렇지 않다는 생각이 들었다. 며칠 동안 덴튼 거리를 방황하며 고민한 끝에 나는 인간이 어떻게 노화되는지, 좀 더 정확하게는 어떻게 하면 오랫동안 건강과 젊음을 유지할 수 있는지를 연구하는 데에 인생을 바치기로 결심했다.

30대에 들어선 지인들은 '늙어가는 것'을 걱정했다. 그리고 40대가 되자 주요 질병에 취약해지기 시작했다. 겨우 스무 살이었던 나는 노화의 시기를 50대나 60대, 혹은 그보다 더 뒤로 미룰 순 없는 걸까 궁금했다. 노화 분야 연구는 이러한 궁금증을 해소할 수 있는 좋은 기회를 제공했다. 영원히 풀 수 없는 수수께끼처럼 보이는 노화와 죽음을 이해할 수 있다면, 노화 과정에 개입하여 인간이 질병에 취약해지는 시기를 미루거나 막을 수 있다면 누구나 젊고 건강한 삶을 가능한 오래도록 누릴 수 있지 않을까?

음악 공부를 했던 경험과 함께 내가 과학자로서의 길을 걸어가는 데에 도움이 됐던 또 다른 요소는 바로 자기성찰이었다. 전공을 바꾸기로 결정한 후 나는 새로운 진로에 대해 의논할 생각으로 신이 난 채 생화학부 학장을 만나러 갔다. 그러나 그는, 생물 수업은 들어본 적도 없다가 이제 와서 갑자기 노화를 공부하고 싶다며 생화학부로 전공을 옮기겠다는 재즈 전공자에 대해

(많이 순화해서 말하면) 매우 회의적이었다. 학장은 내가 제정신이 아니며 한 학기도 제대로 버티지 못할 것이라고 말했다. 나는 고민에 빠졌다. 어쩌면 그의 말이 맞을지도 몰랐다. 우리 아버지는 경찰관이었고 어머니는 그 시대의 다른 엄마들과 마찬가지로 집안일을 돌보며 가끔 삯바느질을 했다. 이탈리아 남부에서 제노바로 옮겨온 두 분 모두 초등학교 교육만 겨우 마쳤을 뿐이었다. 잘 해낼 수 있으리란 확신이 없었다. 내가 주제넘었던 건 아닐까, 수업을 따라가지도 못하는 건 아닐까 하는 불안이 맴돌았다. 지금 와서 생각해 보면 이런 의구심이 나를 과학도로서 그리고 과학자로서 성공하게 이끌어 준 것 같다. 내 연구실의 모토이자 연구 방침은 '편집광이 되자'이다. 학생들을 가르칠 때에도 자신의 결과는 물론 다른 사람의 결과도 믿지 말라고 가르친다. 언제든지 잘못된 부분이 발견될 수 있고, 아무리 놀랍고 대단해 보이는 결과라도 좀 더 자세히 연구하거나 다른 각도에서 살펴보면 얼마든지 달라질 수 있다고 강조한다. 그러나 한편으로는 모든 가능성을 열어두라고 가르친다. 생각을 넓게 하고 큰 꿈을 품으면 그 꿈을 이룰 수도 있다.

사람들은 과학자에 대해 자신이 무엇을 하는지, 어떤 결과를 얻을 것인지 분명하게 아는 자신감 넘치는 리더 이미지를 갖고 있다. 대학이나 병원에서 이런 생각과 태도를 가진 사람들을 자주 만나게 되는 것은 사실이다. 그러나 나는 학생 때조차도 자신감이 지식 추구를 방해하는 교만의 또 다른 형태가 될 수 있다고 생각했다. 혁신적인 발견은 대부분 창의적인 사고와 의심하는 자세에서 비롯된다. 처음에는 말도 안 되는 것처럼 보이는 생각도 인고의 과정을 거치면 재현 가능한 현실로 만들 수 있기 때문이다.

의심과 불안을 안고 전공을 바꾼 나는 내 자질을 의심했던 박사의 연구실에서 일하게 될 만큼 뛰어난 성과를 보였고, 이내 텍사스주 최고의 노화 연구 전문가인 로버트 그레이시Robert Gracy 박사의 연구실에서 일할 기회를 얻었다. 하루에 96km가량 운전해서 가야 할 거리긴 했지만 그곳에서 나는 단백질 손상 과정이라는 노화의 가장 중요한 요소 중 하나를 연구할 수 있었다. 단백질은 유기체를 지지하는 벽돌이자 생물학적 정보를 세포에서 세포로, 또는 세포 내에서 전달하는 교환원과 같다. 예를 들어, 성장호르몬은 혈관을 따라 순환하면서 세포 표면에 있는 호르몬 수용체를 활성화하여 성장을 촉진한다. 다른 단백질과 마찬가지로 성장호르몬도 노화에 따라 변형되고 손상되어 기능에 문제가 생긴다. 그레이시 박사 연구팀은 손상된 단백질을 되돌릴 수 있는 방법을 연구했다. 이 연구를 시작으로 나는 장수학이라는 흔치 않은 분야에 발을 담그게 됐다.

텍사스에서 학부과정을 지내는 내내, 나는 햄버거와 감자튀김을 비롯해서 몸에 해로운 음식, 특히 텍스멕스Tex-Mex(텍사스와 멕시코를 결합한 단어로 멕시코계 이민자들이 만들어 먹기 시작한 미국식 멕시코 요리-역주)를 즐겨 먹었다. 텍스멕스는 비교적 몸에 좋은 음식인 멕시코 요리를 튀기고 질 나쁜 치즈와 고기를 잔뜩 첨가하여 몸에 나쁜 음식으로 바꿔놓은 것이었다. 나는 장수학을 공부하면서도 내가 먹는 음식이 건강을 해치고 질병에 걸리기 쉬운 몸으로 만든다는 생각을 하지 못했다. 대학교를 졸업한 지 몇 년 만에 콜레스테롤 수치와 혈압이 치솟았고 담당의사는 콜레스테롤 억제제와 고혈압 약을 처방할 준비를 했다. 그러나 그 무렵, 당시 영양학과 장수학 분야에서 세계 최고의 위치에 있던 로이 월포드 박사의 연구실에서 일하게 되어 나는 UCLA로 넘어갔다. 그와 함께 나의 식단과 인생도 달라졌다.

'장수 프로그램'으로

건강 수명을 늘릴 수 있다

———————

Chapter

2

The
Longevity
Diet!

노화의 원인과
장수 프로그램

이 책은 특정 질병이나 건강상태를 다루는 것이 아니라 생명체의 젊음을 유지하는 방법에 초점을 맞추고 있기 때문에 일반적인 영양 관련 서적과는 접근 방식이 다르다. 따라서 노화란 무엇인지, 부작용 없이 노화를 늦출 수 있는 방법에는 어떤 것들이 있는지를 이해하는 것이 중요하다.

'노화'는 시간이 흐름에 따라 생물체와 물체 모두에게서 나타나는 변화를 가리킨다. 이러한 변화가 반드시 부정적인 것만은 아니다. 사람과 대부분의 생명체는 나이가 들수록 몸의 여러 곳에 이상이 생기기 마련이지만 오히려 더 향상되는 면도 있다. 일례로, 뉴욕 마라톤 대회 우승자들은 대체로 30대이며 상위권 완주자 중에는 40대도 많다. 나이가 들어감에 따라 전반적으로 인체에 긍정적인 변화가 올 수도 있다는 사실을 알 수 있다.

그렇다면 사람은 왜 노화될까? 사람만이 아니라 집이나 자동차 등의 물체도 전부 시간이 지날수록 낡고 망가지니 질문을 이렇게 바꾸는 편이 더 적절할 것 같다. 사람을 비롯한 모든 생명체가 노화되지 않고 죽지 않을 수는 없는 걸까?

찰스 다윈과 알프레드 월리스가 주장한 진화 이론인 '자연선택natural selection'의 결과로, 유기체는 건강한 자손을 번식할 때까지 자신을 보호하기 위해

DNA 복구체계 등과 같은 기제를 구축했다. 수백만 년간 거듭해온 진화 과정을 살펴보면 수명이 증가할수록 건강한 자손을 번식할 수 있는 가능성 또한 증가하는 경향이 나타났다. 또한 월리스와 다윈은 해당 종 전체에게 득이 된다면(개체 수 과잉 문제 해소 등) 하나의 개체가 완전히 성숙하기 전에도 죽을 수 있도록 노화와 죽음이 프로그램되어 있다는 가설을 세웠다. 직원이 65세에 이르면 정년퇴직을 시키고 젊은 직원을 새로 고용하는 것이 궁극적으로는 회사에 더 이롭다고 생각하는 것과 유사하다. 그러나 당시에는 전산·분자생물학적·유전학적 도구가 지금처럼 발달하지 않아서 가설을 증명하기가 매우 어려웠기에 월리스와 다윈은 자신들의 이론을 포기할 수밖에 없었다.

그로부터 한 세기 반이 지난 후, 우리 연구팀은 '프로그램된 노화' 이론에 대한 첫 번째 실험적 증거를 내놓았다. 빵을 부풀릴 때 사용하는 미생물인 효모를 유전적으로 변형한 후에 자기 보호를 하여 가능한 오래 살도록 만든 이기적 효모 집단과 기존 효모를 비교했다. 그 결과, 이기적인 집단은 멸종하고 집단을 위해 자신을 희생하여 기꺼이 일찍 죽은 기존 효모 집단은 비록 개체당 수명은 짧으나 다음 세대를 이어갔다. 즉, 유전자를 변형하여 유기체가 이기적으로 행동하여 오래 살게 만들면 건강한 자손을 만들어낼 기회가 줄어든다는 것이다. 인간에게도 이처럼 죽음이 계획되어 있는지는 아직 증명되지 않았다.

프로그램된 노화를 완전하게 증명하려면 진화생물학에서 가장 뜨겁게 찬반논란이 일고 있는 '집단선택'을 먼저 증명해야 한다. 집단선택 이론에 따르면, 개체의 희생으로 집단을 보호하거나 집단이 득을 볼 수 있다면 유기체는 얼마든지 이타적인 방향으로 행동할 수 있다고 가정한다.

집단의 안전을 위해 무리의 맨 앞에서 날면서 남들보다 더 큰 위험을 감수하는 길잡이 새처럼, 대부분의 이타적인 행동은 단지 자신의 의무를 다하는 것일 뿐이며 멀리 보면 그 위험을 감수한 개체에게도 득이 된다. 그러나 어떤 개체가 다른 개체를 위해 죽는다면, 그 죽음이 특별한 목적 없이 우연히 일어난 것이든 이타적인 목적으로 계획된 것이든 간에 이기적인 행동으로 보기는 어렵다. 나는 지난 10여 년 동안 여러 세미나를 다니며 노화에 대해 전통적인 진화론적 입장을 취하는 전문가들을 상대로 프로그램된 노화 이론을 주장했다. 텍사스와 캘리포니아에서 있었던 토론이 끝난 후에는 과학자들로 구성된 청중을 대상으로 어떤 이론이 더 옳은 것 같은지 투표를 진행했다. 세미나 후 이어진 의견 발표를 들을 때만 해도 내가 청중의 반 정도는 설득한 듯 보였으나 투표 결과는 두 번 모두 나의 패배로 끝이 났다.

왜였을까? 아마도 현재의 진화 이론이 정설로 받아들여지고 있는 상황에서 또 다른 가능성을 고려하고 싶지 않았기 때문일 거라고 생각한다. 그러나 110세까지 건강하게 살 수 있는 기회를 모든 사람이 최대한 누리려면, 여러 진화 이론을 고려하여 환경에 변화가 일어날 때마다 수명을 늘리기 위해 진화해온 계획의 이로운 점을 적극 받아들이는 것이 중요하다. 예를 들어, 앞에서 설명한 '이타적인 죽음 프로그램'이 기아 상태에서는 비활성화된다. 굶주리는 환경에서는 도와줄 다른 개체가 없다고 여겨서 남을 위해 더 이상 죽지 않는다는 것을 의미한다.

노화의 원인과 과정을 설명하는 이론은 수백 가지가 넘는다. 그중 많은 이론들이 부분적으로 옳으며 서로 겹치는 내용을 담고 있다. 널리 알려진 활성산소 이론은 산소처럼 반응성 높은 분자들이 산화제 역할을 해서 세포와 유기체를 망가뜨리기 때문에 노화가 발생한다고 설명한다. 금속에 산소와 물이 닿으면 녹이 스는 현상과 유사하다. 톰 커크우드가 주장한 '일회용 체세포' 이론 역시 많은 지지를 받고 있다. 이 이론에 따르면 유기체는 건강한 자손을 번식하는 데에 딱 필요한 수준까지만 자기 보호 및 생식에 투자한다. 체세포로 이루어진 우리 인체는 정자 또는 난모세포가 갖고 있는 유전물질을 나르는 역할을 하며, 자손을 충분히 번식하고 나면 더 이상 필요가 없어진다. 이론의 이름에서 느껴지듯이 듣기에 썩 좋은 이야기는 아니지만 인간은 단지 DNA를 전달하는 일회용품일 뿐이다.

그러나 이러한 이론들은 노화의 과정에만 치중할 뿐 젊음을 유지할 수 있는 힘에 대해서는 다루지 않는다. 그 사실에 갈증을 느낀 나는 15년 전, '프로그램된 수명programmed longevity'이라는 나만의 노화 이론을 통해 다음과 같이 주장했다. "유기체는 사실 노화에 맞서 자신을 보호하는 데에 더 많이 투자할 수 있고, 이는 인간의 삶과 질병 예방에 대해 중요한 사실을 암시한다." '장수 프로그램longevity program'을 수정하면 몸이 아프고 약해지기 시작하는 나이를 미룰 수 있다는 것이다. 가령 몸이 약해지는 나이를 50세에서 70세로 미룬다고 상상해보자. 만약 이것이 가능하다면 장수 프로그램이 휴면상태인 이유는 무엇일까?

첫 번째 이유는 자손의 재생산이라는 임무를 수행하기 위해서 현재 수준의 자기 보호로 충분하기 때문이다. 즉, 자기 보호와 자손의 재생산 모두에 총력을 기울이는 것이 불가능하기 때문은 아니라는 의미다. 또한 역사적으로 인간이 현재보다 과거에 더 자주 재생산 활동을 했고 재생산을 위해 더 많이 노력했었다는 사실에서 또 다른 이유를 찾을 수 있다. 인류의 역사를 살펴봤을 때 재생산보다 자기 보호 및 복구에 더 많은 에너지를 쏟아서 도움이 된 적은 거의 없다.

다음의 비유를 생각해보라. 기능을 저하하지 않고도 지금보다 훨씬 멀리 비행할 수 있는 항공기를 만드는 것이 가능할까?

답은 '가능하다'이다. 여기에는 적어도 2가지 방법이 있다.

1. 연료 주입량을 늘리고 일정 거리를 비행할 때마다 고장 방지를 위해 자주 보수해준다.
2. 기존 모델과 동일한 양의 연료를 사용하고 동일한 횟수의 유지보

수를 받아도 손상이 적게 일어나도록 더 뛰어난 기술을 적용한다.

이제 이 비유를 인체에 대입해보자.

1. 수명을 늘리기 위해 더 자주 보수하고(DNA 복구, 세포 재생 등) 더 많은 에너지를 사용한다.
2. 노화로부터 자신을 보호하고 인체의 여러 기능을 오랫동안 정상적으로 유지하기 위해서 에너지를 더욱 효율적으로 사용한다.

인간이 노화되어 80세에 죽음을 맞이하는 것이 인류라는 종의 유지 측면에서는 아무런 문제가 없기 때문에 인간의 수명이 길어져야 할 진화적 이유는 없을지도 모른다. 그러나 우리가 30년 정도 더 길게, 건강하게 살고 싶은 욕심이 있다면 어떻게 해야 할까? 자기 보호와 복구체계를 개선하여 오랫동안 젊음을 유지하거나 오히려 더 젊어지는 것이 가능할까? 아니면 우리는 이미 자기 보호 능력의 최대치를 끌어다 쓰고 있는 것일까?

나는 그렇지 않다고 믿는다. 연구 결과에서도 알 수 있듯이 인체의 자기 보호 체계를 더 오래 작동하게 개선함으로써 노화와 질병에 취약해지는 시기를 40대나 50대가 아닌 60대나 70대로 늦출 수 있으며, 나아가 많은 질병을 평생 피하는 것도 가능하다. 이 책에서는 쥐, 원숭이, 인간을 대상으로 진행한 실험에서 유전적 요인이나 식단이 어떻게 질병을 지연하고 또 상당수의 만성질환을 실제로 '제거했는지' 살펴볼 것이다. 이러한 효과가 나타나는 기저에 내가 주장한 프로그램된 장수 이론이 있다. 이는 세포 보호와 재생을 통해 수명과 건강상태에 영향을 가하여 오랫동안 젊음을 유지할 수 있는 생물학적 전략이다.

늙지 않는 것만큼
건강수명의 유지도 중요하다

노화의 과정과 원인에 대한 여러 가지 이론은 과학자들에게는 흥미로운 주제일지 모르나 일반인들에게는 크게 도움이 되지 않는다. 그렇기 때문에 프로그램된 장수 이론은 인간이 어떻게, 왜 노화되는지보다는 젊음을 유지할 수 있는 방법에 관심을 기울인다. 이러한 차이점을 분명하게 강조하기 위해서 나는 이 분야에 '젊음유지학Juventology'이라는 새로운 이름을 붙여주었다. 노인학과 젊음유지학은 어떻게 다를까? 그 차이는 상당하다.

자동차가 노후하는 이유를 알기 위해 엔진에 대해 공부한 결과, 시간이 지날수록 엔진이 녹슬기 때문이라는 결론을 내렸다고 생각해보자. 자동차의 수명을 늘리려고 연료나 엔진오일에 산화방지제를 첨가할 수도 있겠다. 활성산소 이론이 인간의 수명 연장을 위해 제시하는 방법도 이와 같다. 물론 비타민C와 모차르트 교향악 비유를 들며 설명했듯이 모차르트의 작품을 더 아름답게 만들기 위해서는 첼로 수만 늘려서는 불가능하며 곡 자체를 더욱 완벽하게 편곡해야 한다. 여기서는 이야기를 계속 이어나가기 위해 산화방지제를 잔뜩 첨가함으로써 자동차 엔진의 수명을 조금 더 늘릴 수 있다고 가정하자. 그러나 차주가 노화한 부품을 새것으로 교체하면서 10년마다 엔진을 점검하고 새로 고친다면 자동차의 노후 원인을 파악하거나 산화방지제를 첨가하는 행동은 전부 의미가 없어진다.

인체도 마찬가지다. 노화의 원인을 파악하여 노화 속도를 늦추는 것도 좋지만 주기적으로 노화된 부분을 제거하고 새것으로 교체해줄 수도 있다. 후자의 경우, 노화의 원인이 산화반응인지는 중요하지 않다. 연구의 초점이 '인체가 손상되지 않도록 막는 것'에서 '인체의 보호 기능, 특히 복구와 교체, 재생 기능을 향상시키는 것'으로 바뀌기 때문이다.

어떤 방법을 쓰든 인체는 시간에 따라 노화된다. 그러나 건강한 상태가 더욱 오래 지속되도록 프로그램할 수 있다면 보호, 복구, 교체 기제가 촉진되어 유기체의 활력과 기능을 유지할 수 있다. 이것이 노화의 원인에 초점을 두는 기존 노인학과 내가 생각하기에 더 효과적인 접근 방식인 젊음유지학의 차이다. 그러나 분자, 세포, 생체 시스템을 완벽하게 복구하고 교체할 수 있는 수준에 이르려면 아직까지 갈 길이 멀기에 노화와 손상에서 인체를 보호하는 것 또한 중요하다는 사실을 마음속에 새겨둘 필요가 있다. 즉, 노인학과 젊음유지학의 관점에서 동시에 접근하는 것이 가장 이상적이다.

이 책의 전반에 걸쳐 나는 인체의 보호, 재생, 회춘 효과가 있는 식단을 자세하게 설명할 것이다. 우리 연구팀이 밝혀낸 것과 같이 영양섭취와 장수 유전자는 분명히 연관성을 갖고 있으며 장수 유전자가 활성화하면 세포의 재설정 및 재생이 촉진되어 건강하고 오래 살 수 있다. 이처럼 인간의 전체 수명 중에서 건강한 상태를 유지하는 기간을 가리켜 '건강수명healthspan'이라고 부른다.

노화 유전자와
네트워크의 발견

젊음을 유지하기 위해서는 기존에 40~50년 수준이었던 젊음의 기간을 60~70년 혹은 그 이상으로 '재프로그램'해야 한다. 수명을 재프로그램하는 방법을 찾으려면 먼저 그 분자 메커니즘을 이해할 필요가 있다. 이 책에서 차차 소개할 식단들은 우리 연구팀이 분자 메커니즘에 대해 발견한 사실을 토대로 하고 있다.

1992년 나는 유전학과 생화학을 통한 장수 연구에 인생을 바치기 위해 당시 세계 최고의 장수 연구 기관 중 하나인 UCLA로 갔다. 록 기타리스트가 되고자 했던 꿈을 접긴 했지만 대학원 생활 중 첫 3년 동안은 로스앤젤레스에서 공연하며 웨스트 코스트를 따라 투어를 돌기도 했다. 영원한 젊음에 집착하는 할리우드의 영향인지, 라이벌 관계에 있는 캘리포니아의 두 대학교에는 노화 분야의 대가가 한 명씩 있었다. 유명한 병리학자인 로이 월포드는 UCLA에서, 신경생물학자로 명성이 높은 칼렙 핀치Caleb Finch는 USC에서 각각 연구를 진행 중이었다.

나는 로이 월포드 교수의 연구실에서 박사과정을 밟기로 결정했다. 그의 지도 아래, 쥐와 인간의 1일 칼로리 섭취량을 30%만큼 줄였을 때 노화와 수명에 일어나는 변화를 관찰하여 칼로리 제한의 영향을 연구했다. 그러나 월포드 교수와 나는 영상통화로만 대화를 나눌 수 있었다. 월포드 교수는 다른 연구원 7명과 함께 애리조나 사막 한복판의 밀폐된 환경에 2년간 고립된 채 생활하고 있었다. 바이오스피어2라고 불리는 이 실험은 완전히 밀폐되고 격리된 환경에서 인간이 필요한 모든 음식을 자급자족하며 생존할 수 있는지, 있다면 어떻게 생활이 가능한지 알아보기 위한 것으로, 극도로 통제된 환경에 놓였을 때 인간의 반응을 파악함으로써 추후 우주정거장에서의 생활 등에 용용할 수 있는 실험이었다. 실험 기간 2년이 끝난 후 나는 바이오스피어2에서 퇴소하는 8명의 모험가들을 환영하기 위해 애리조나로 갔다. 그들은 실험의 일환으로 2년 동안 최소한의 1일 칼로리만을 섭취하는 '칼로리 제한'을 실천했는데, 바이오스피어2에서 나오는 그들의 모습은 심각하게 마르고 화가 난 듯 보였다.

2년간 월포드 교수의 연구실에서 지낸 후에도 나는 여전히 노화의 비밀이 무엇인지 막막했다. 노화를 조절하고 관리하는 유전자를 확인하기에 쥐는 지나치게 복잡한 유기체였다. 또한 바이오스피어2에서 나오던 피실험자들의 예민해진 표정을 본 이후로 노화를 지연하는 데에 칼로리 제한보다 더 나은 방법이 있을 것이라는 생각이 맴돌았다.

결국 나는 생화학부의 조안 발렌타인(Joan Valentine)과 이디스 그랄라(Edith Gralla)의 연구실로 옮겨 효모의 노화를 연구하기 시작했다. 효모는 구조가 매우 단순한 단세포 생물이라서 유기체의 생애, 노화, 죽음을 분자 차원에서 연구하기에 유용했다.

사람들은 효모를 빵이나 맥주를 발효할 때 넣는 재료로만 알고 있지만 사실 효모는 사카로미세스 세레비제(Saccharomyces cerevisiae)라는 학명으로 과학 분야에서 가장 널리 연구되고 있는 유기체 중 하나다. 이 단세포 생물은 저렴하게 구할 수 있고 다루기도 쉬워서 어떤 과학자들은 집에서 실험을 할 정도다. 뿐만 아니라 유전자 조작도 간단해서 대략 6천여 개의 유전자 중 하나 또는 몇 개를 잘라내거나 덧붙이기만 하면 된다.

UCLA에서 연구 중이던 나와 MIT의 브라이언 케네디를 비롯해 일부 소수의 과학자들은 인간의 노화를 이해하기 위한 가장 쉬운 방법은 효모처럼 간단한 유기체를 이용하여 노화 조절 유전자를 먼저 파악한 후에 쥐와 인간으로 대상을 점점 확대해나가는 것이라는 결론을 내렸다. 만약 효모의 노화와 인간의 노화 사이에 아무런 연관이 없다면 그동안 쏟아부은 모든 시간과 노력이 허사가 될 수도 있는 일이었다. 쥐와 인간을 대상으로 노화를 연구하는 과학자들은 효모로 인간의 노화를 이해할 수 있을 리 없다고 생각했고 그런 단순한 유기체를 다루는 우리 연구에 전혀 관심을 보이지 않았다.

그러나 나는 내 연구 방향이 옳을 것이라는 신념을 가지고 시도해보기로 결심했다. 위험요소가 컸지만 노화 메커니즘을 분자 단위로 밝혀낼 수 있을지 모른다는 유혹은 위험을 무릅쓸 만큼 강렬했다. 그 첫 번째 단계로 노화 연구의 과학적 접근에 대해 새롭게 정의할 필요가 있었다. 당시 효모의 노화는 '증식 노화replicative aging'라는 방식으로 측정했는데, 이는 인간의 노화 정도를 앞으로 여성이 낳을 수 있는 최대 자녀 수로 결정하는 것과 다름없었다. 나는 '효모의 생존수명yeast chronological life'이라는 방식을 이용하여 노화에 중요한 역할을 하는 유전자를 찾기로 했다. 인간이나 쥐의 노화와 마찬가지로, 일정 기간마다 살아남은 효모의 수를 통해 노화의 정도를 연대적으로 측정하는 방법이었다. 1994년 당시, 노화 과정을 조절하는 유전자가 밝혀진 유기체는 전혀 없었다. 콜로라도대학교University of Colorado의 토마스 존슨과 UCSFUC San Francisco의 신시아 케년의 실험으로 지렁이의 수명에 영향을 미치는 유전자가 있다는 사실은 알고 있었지만 어떤 유전자가 어떻게 작용하는지는 확인되지 않았다.

UCLA 약리학부와 생화학부는 노벨상 수상자가 3명, NASNational Academy of Sciences(미국의 과학기술 발전과 공공복지 증진을 목적으로 과학자와 공학자로 구성된

기관-역주) 소속 과학자가 7명이나 있어서 과학자들에게는 천국과도 같았다. 훌륭한 유전학자, 생화학자, 분자생물학자 등에 둘러싸여 얼마든지 도움을 받을 수 있었다. 이들의 연구실은 거의 언제나 열려 있어서 노크할 필요조차 없었다. (노벨상 수상자들도 마찬가지였다.)

그러나 우리는 노화를 연구하고 있다고 떳떳하게 말하지 못했다. 10~15년 후에는 노화 연구가 폭발적으로 인기를 끌었지만 당시만 해도 이상한, 심지어 정신 나간 분야로 비쳐졌으며 노화를 연구하는 사람들은 괴짜로 여겨졌기 때문이었다. 어떤 연구를 하고 있냐는 질문을 받으면 나는 "활성산소와 관련된 생화학"이라고 답변하곤 했다.

새로 고안한 방식으로 연구를 시작한 지 1년 만에 나는 2가지 중요한 사실을 발견했다.

1. 효모에게 아무런 영양분도 주지 않고 물만 공급하면 수명이 2배로 늘어난다.
2. 당분은 효모의 노화와 죽음을 촉진한다. 효모에게 당분을 공급하자 노화를 가속하는 유전자로 알려진 RAS와 PKA가 활성화되고, 반면에 산화 등 여러 가지 손상에서 몸을 보호하는 효소 등은 비활성화되는 현상이 나타났다.

간단한 단세포 생물을 연구한 덕분에 생화학부로 옮긴 지 얼마 지나지 않아 노화 과정을 조절하는 첫 번째 유전자뿐만 아니라 신호전달경로 전체를 밝힐 수 있었다.

지나치게 단순하고도 새로운 발견에 과학계는 의심의 눈초리를 보냈다. 연대적 노화체계와 당분의 노화촉진경로에 대해 받아들이기는커녕 이해하기조차 어려워했고 저명한 과학 학술지들은 내 논문을 실어주지 않았다. 그래서 나는 이 발견을 기초로 박사학위 논문 및 다른 논문 2개를 써 냈으나 이 또한 몇 년 동안 빛을 받지 못했다.

1996년에 이르러서야 처음으로 내 발견에 흥미를 보이는 사람이 나타났다. 당시 지렁이의 수명을 연장하는 유전자를 알아내려 노력하며 노화 연구를 선도하던 토마스 존슨으로부터 '당분의 노화촉진경로'에 대한 내 연구 결과를 학회에서 발표해달라는 초정을 받은 것이었다. 발표가 끝난 후, 학회장은 쥐 죽은 듯이 조용했다. 훗날 동료이자 친구가 될 노화 분야 최고의 과학자들이 내 머리에서 뿔이라도 본 듯한 표정으로 나를 응시했다. 어느 누구도 내 연구 방식(효모의 생존수명)이나 내가 알아낸 유선자에 대해 들어본 적이 없었고, 효모와 사람처럼 너무나도 다른 유기체가 서로 유사한 유전자와 노화체계의 영향을 받는다는 사실을 받아들이는 사람 또한 거의 없었다.

그러나 몇 년 후, 하버드의 개리 루브컨 등 여러 과학자들이 내가 효모에서 발견한 것과 유사한 사실을 지렁이에서도 잇달아 확인했고 이에 고무된 나는 상당수의 유기체가 비슷한 방식으로 노화되며 따라서 수명 연장을 가능하게 할 유전자 및 '분자 전략molecular strategy' 역시 효모, 지렁이, 쥐 그리고 사람까지도 비슷하거나 동일할 것이라는 논문을 발표했다. 이는 기존 과학계를 정면으로 거스르는 주장이었기에 대다수의 과학자들은 미생물 연구로 얻어낸 내 발견을 인간의 노화와는 아무 상관없는 헛소리라며 외면했다.

당분, 아미노산, 단백질이 노화를 촉진하는 유전자를 활성화한다는 연구 결과를 논문으로 발표하기까지 6년이란 시간이 걸렸다. 여러 다른 연구팀에서 쥐를 대상으로 실험하여 동일한 결과를 확인하는 데까지 8년, 우리 연구팀이 인간도 그와 유사한 유전자 및 경로로 노화 관련 질병을 막을 수 있다는 첫 번째 증거를 찾아내는 데까지 다시 10년이 걸렸다.

성장호르몬(TOR-S6K)에 특정 돌연변이가 발생한 '난쟁이 효모'는 정상적인 효모보다 최대 5년까지 오래 살고, 이와 유사한 돌연변이 유전자를 지닌 '난쟁이 초파리와 난쟁이 쥐'는 최대 2년까지 오래 살 수 있다는 사실을 알게 된 나는 2006년, 쥐의 수명과 연관이 있다고 알려진 성장 유전자의 인간 버전에 대해 연구를 시작했다. 현재 USC 레오나르도 데이비스 노인학 대학에서 학장을 맡고 있는 동료 핀카스 코헨의 도움으로, 에콰도르의 작은 마을에 모여 사는 라론 증후군 환자들을 수십 년째 연구 중인 내분비학자 하이메 구에바라-아귀르 Jaime Guevara-Aguirre 를 알게 됐다. 라론 증후군은 성장호르몬 수용체가 부족하여 비정상적으로 키가 자라지 않는 유전질환이다. 하이메와 나는 5년을 함께 연구한 끝에, 라론 환자들이 건강에 해로운 식단(튀긴 음식 등)과 생활습관(흡연, 음주 등)에도 불구하고 암과 당뇨병의 발병률이 현저히 낮다는 사실을 발표했다.

머나먼 에콰도르의 조용한 마을에서 살던 작은 친구들에게 세계의 이목이 집중됐다. 암과 당뇨병, 어쩌면 다른 질병까지도 물리칠 수 있는 비밀을 쥐고 있는 듯한 이들의 이야기를 모두가 듣고 싶어 했다. 하이메와 나는 우리 연구를 발표하기 위해 라론 환자 한 명과 함께 교황청에 초정되어 방문하기도 했다. 기자들은 라론 환자들이 질병에 무적인 것처럼 묘사했다. "뭘 먹는지는 상관없어요." 라론 환자가 기자에게 말했다. "질병에 면역이 되어 있거든요." 당연히 이것은 사실이 아니며 라론 환자 중에서도 암과 당뇨병에 걸리는 사례가 있다. 다만 그 수가 매우 적고, 그들과 똑같은 집에서 똑같은 음식을 먹으며 생활하는 가족이나 친척과 비교해도 발병률이 극도로 낮았다. 최근에 우리는 라론 환자들의 뇌에서 주로 어린아이들에게 나타나는 인지 기능을 발견했다. 즉, 라론 환자의 뇌는 실제 나이보다 더 어리다는 것이다.

이는 안제이 바트케 Andrzej Bartke 의 연구팀에서 라론 증후군과 유사한 돌연변이를 가진 쥐로 실험한 결과와도 일치한다. 연구를 하며 몇 번의 여행을 하는 동안 에콰도르, 특히 남쪽으로 고립되어 있는 안데스 지역은 내게 마법 같은 장소가 되어 최대한 자주 들르려고 노력한다. 또한 하이메와 나는 항상 논쟁을 펼치면서도 계속해서 함께 연구하며 유익한 우정을 이어나가고 있다.

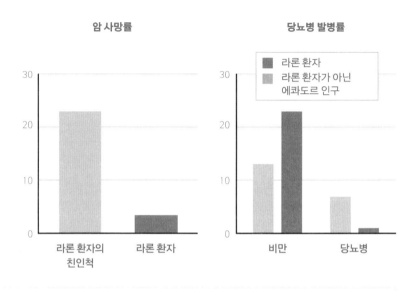

2-1. 성장호르몬 수용체에 돌연변이가 있는 사람들은 질병에 걸릴 확률이 낮다

잃어버린 마지막 퍼즐 조각이 맞춰지듯이, 이러한 발견들은 효모처럼 단순한 유기체든 사람처럼 복잡한 유기체든 비슷한 유전자와 장수 프로그램이 노화와 질병에 대항해서 유기체를 보호할 수 있다는 내 가설을 지지해주었다. 라론 환자에게서 발견되는 이 대체 프로그램은 아마도 노화와 성장을 최대한 억제하는 동시에 재생활동을 촉진해서 굶주림의 시기를 버텨내기 위해 진화했을 것이다. 이들의 성장호르몬 수용체 유전자에 돌연변이가 발생하면 인체는 '대체 장수 프로그램alternative longevity program' 모드에 돌입하여 자기 보호, 재생, 질병 저항력을 높이는 것으로 보인다. 이 책에서는 이러한 유전학적 발견을 이용하여 노화와 질병을 방어하는 유전자를 조절할 수 있는 1일 식단과 단식 모방 다이어트에 대해 살펴볼 것이다.

영양 · 유전자 · 노화 · 질병
연결하기

특정 질병의 발병률 또는 사망률에 영향을 미치는 요인을 가리켜 위험인자라고 한다. 예를 들어, 비만은 당뇨병에 걸릴 확률을 5배까지 증가시킬 수 있는 명백한 위험인자다. 불균형한 영양섭취, 운동 부족, 유전적 요인 등이 질병의 주요 위험인자로 잘 알려져 있다. 그러나 암, 심혈관계질환, 알츠하이머병 등의 질병에 걸리는 나이를 살펴보면 노화 그 자체도 주요 위험인자임을 알 수 있다. 최근 연구 결과에 따르면 23세 여성이 향후 10년 안에 유방암에 걸릴 확률은 약 0.05%지만 70세 여성은 약 5%로 23세 여성의 100배에 달한다.

앞서 말한 것처럼 이 책은 시중의 일반 영양 서적과는 접근 방식이 다르다. 내가 제시하는 식단은 체중 조절이나 구체적인 질병에 대한 장기적인 효과에 관심을 두지 않는다. 노화가 모든 주요 질병에 대해 핵심적인 위험인자라면 질병 하나하나에 맞춰서 예방하거나 치료하는 것보다는 노화에만 집중하는 것이 훨씬 현명하다. 특정 질병의 예방법이나 치료법을 성공적으로 개발하더라도 다른 병에 걸릴 확률은 여전히 남아 있기 때문에 전체적인 수명 연장 효과는 미미할 수 있다. 실제로 오늘날 암이나 심혈관계질환을 치료한 환자들의 경우, 그로 인해 늘어난 수명은 평균적으로 겨우 3년 남짓이다.

평균수명이 2년 반 정도 되는 쥐는 1살 반쯤이 되면 종양이 생기기 시작한다. 사람의 평균수명은 80세 정도이며 대부분 50세부터 종양이 나타난다. 전체 수명 대비 종양 발생 시기를 비율로 보면 쥐와 인간 모두 비슷한 시기에 종양이 발생한다. 장수 프로그램을 조정하면 암이나 기타 많은 질병의 발병률을 낮출 수 있는데, 이것은 바로 식단을 통해 바꿀 수 있다.

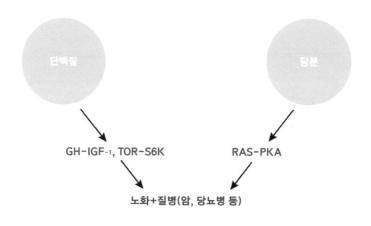

2-2 당분과 단백질로 노화 및 질병을 촉진하는 경로가 활성화된다

표 2-2는 노화를 가속화하는 것으로 널리 알려진 TOR-S6K, PKA, RAS, IGF-1 등의 핵심 유전자 및 그 경로에 당분과 단백질(아미노산)이 미치는 영향을 표로 나타낸 것이다. 인간의 수명을 재설정하고 최대화하기 위해서는 다양한 식단이 어떤 식으로 이들 유전자에 영향을 미치는지, 어떻게 하면 노화 관련 질병에 장수 프로그램을 적용할 수 있는지(질병에 따른 구체적인 적용 방법에 대해서는 7~11장에서 다룬다) 연구해야 한다. 유전학자와 분자생물학자 등으로 이루어진 과학자 집단이 전 세계 곳곳에서 몇 년간 많은 노력을 쏟아 부은 끝에, 구조가 단순한 유기체를 통해 유전학 및 분자생물학적으로 수명을 연구하려 했던 우리의 전략은 성공을 거두었음이 분명하다.

노화 연구에서
질병 치료의 연구로

UCLA의 월포드 연구실에서 일하던 중, 노화 연구에 이어 의학 문제를 해결하는 데에 흥미가 생기기 시작했다. 질병의 예방과 치료를 최적화하기 위해서는 분자 및 세포 차원에서 질병의 원인을 파악하여 정상적인 상태로 되돌릴 수 있는 방법을 찾아야 한다. 이러한 정보 없이 질병을 치료하려는 것은 엔진이나 전자 시스템의 작동 원리를 모르면서 자동차를 고치려고 하는 것과 같다. 물론 병든 인체를 고치는 것은 자동차나 비행기를 수리하는 것보다 훨씬 어렵고 복잡하다.

일반적으로 의학 연구는 한 가지 질병과 관련하여 나타나는 구체적인 문제들을 표적으로 약을 개발한다. 예를 들어, 암 치료법을 개발하는 과학자들은 암세포만 선택적으로 죽이는 약 또는 화학요법을 연구한다. 다발성 경화증이나 그 밖의 자가면역질환을 치료하기 위해서는 특정 면역세포 수 또는 면역세포들이 생성해낸 염증유발인자의 활동을 줄일 수 있는 단백질과 약을 개발한다. 그러나 나는 이러한 접근이 '진화와 조율하기'가 이루어지지 않은 불완전한 방식이라고 생각한다. 반면 장수 목적으로 연구를 하면 사람의 몸에 이미 있는 프로그램을 깨우기만 하면 되므로 훨씬 효율적이란 것이 증명될 것이다. 예를 들어, 약물치료 등과 같이 표적치료를 받고 있는 쥐에게 음식을 제한하면 정상적인 세포와 기관은 보호하고 암세포에 가해지는 치료 효과는 더욱 강력해진다(7장 참조). 또한 자가면역질환을 앓고 있는 쥐에게 단식 모방 다이어트를 시키면 자가면역세포 수는 줄어들고 손상된 조직은 재생하는 효과가 있다(11장 참조). 이러한 방법은 인간에게도 효과가 있을 것으로 예상된다.

USC에서 연구원으로 일하던 시절에 나는 로스앤젤레스 어린이병원에서 암 치료를 받고 있는 아이들을 만날 기회가 있었다. 당시 교환교수로 로스앤젤레스에 와 있던 이탈리아인 연구원 리치아 라파겔로는 우리가 100세 혹은 그 이상까지 건강하게 오래 살 수 있는 방법을 연구하는 모습을 보며 공감하기 어려워했다. 그녀가 있던 병동은 열 살을 채우기도 힘든 아이들로 가득했기 때문이었다.

환자 중에는 이탈리아 남부에서 온 여자아이도 있었다. 아이의 몸에 생겨난 신경아세포종(신경계 또는 부신에 나타나는 악성 종양-역주)을 연구실로 가져가 분석해서 가장 적절한 치료법을 찾아내고 싶었지만 병원에서도, 학교에서도 그런 종류의 연구를 허락하지 않았다. 아이는 결국 이탈리아로 돌아갔고 안타깝게도 끝내 하늘나라로 떠났다. 식염수 주머니를 유심히 살펴보던 아이의 눈빛이 마치 모든 절차가 정확히 이루어지고 있는지 점검하는 간호사처럼 진지하고 어른스러웠던 것을 나는 절대 잊지 못할 것이다.

그 아이를 비롯해 많은 어린이 환자를 만난 후 나는 내 연구팀의 연구 주제와 목표를 둘로 나누었다. 한 팀은 기존과 다름없이 노화 생화학 및 유전학을 연구하고 다른 한 팀은 세포의 보호, 복구, 재생에 대해 지금까지 우리가 알아낸 지식을 바탕으로, 빠르게 치료법으로 활용할 수 있으면서도 비용까지 저렴한 해결책을 찾아 여러 의학 문제를 푸는 데에 집중하기로 했다. 식단을 토대로 한 치료법은 새로운 약을 개발한 것이 아니기 때문에 FDA^{Food and Drug Administration}(미국식품의약국) 승인 절차를 신속하게 진행할 수 있고 경우에 따라서는 FDA 승인 없이 이미 기준을 통과한 의약품과 함께 사용할 수도 있다.

　이러한 노력으로 우리는 꾸준한 단식이 정상 세포와 암세포의 스트레스 저항성 및 감수성을 달리하여 약물치료 시 정상 세포의 방어력은 높이고 암세포의 저항력은 약해지도록 만든다는 사실을 발견했다(7장 참조). 당뇨병, 자가면역질환, 심혈관계질환, 퇴행성 신경질환 등에 효과가 있는 여러 가지 식단 역시 복잡한 질병에 대해 단순하지만 강력한 치료법을 찾으려 한 우리의 노력이 결실을 맺은 것이다. 인간의 건강수명을 연장하는 힘을 가진 식단과 FMD가 어떤 것인지 설명하기에 앞서서, 나를 비롯한 수많은 과학자들이 30여 년간 연구해온 결과를 어떤 식으로 활용하여 이러한 식이요법을 찾을 수 있었는지 먼저 살펴보자.

건강한
식사를
위한

5가지
절대
기준

Chapter

3

The
Longevity
Diet!

오래 산다고 해서
반드시 아픈 것은 아니다

유명한 식단 및 식단 전문가 중에는 오래 살고 '건강하게 죽기'라는 식단관리의 첫 번째 목적을 간과하는 경우가 많다. 죽음이라고 하면 암이나 심혈관계질환 등 여러 질병을 먼저 떠올리는 것에 익숙한 사람들에게 '건강하게 죽기'라는 개념은 낯설게만 느껴진다. 그러나 '장수 혁명longevity revolution'은 우리에게 건강한 죽음을 약속한다. 실제로 이 개념은 현재 단순한 유기체부터 쥐, 래트(일반적인 쥐보다 몸집이 크고 꼬리가 긴 동물-역주), 원숭이, 인간에 이르기까지 다양한 동물을 대상으로 한 실험에 의해 지지를 받고 있다. 노화생물학(생물학적 관점에서 노화를 연구하는 학문), 예방의학, 장수학을 토대로 연구한 결과, 나이가 들고 평균수명이 늘어난다고 해서 꼭 아프고 허약하게 살아야만 하는 것은 아니다.

건강수명 늘리는 식단을 처방받은 쥐와 래트는 일반식을 먹은 쥐보다 최대 40%까지 오래 생존했고 수명이 길어졌음에도 질병에 걸리는 사례는 오히려 줄어들었다. 장기적으로 칼로리 제한 식단을 실시한 원숭이 역시 수명은 증가하고 질병 발생률은 감소하는 현상이 나타났다. 이 같은 결과는 단백질 섭취량이 증가할수록 인간의 암 발병률 및 기타 사망률이 증가한다는 우리의 최근 연구 결과와도 일맥상통한다. 성장호르몬 수용체가 부족한 쥐의 수명이 긴 것처럼, 에콰도르의 라론 환자들은 당뇨병이나 암에 걸리는 일이 드물고 주로 나이가 들수록 많이 나타나는 인지능력 저하나 기타 질병으로부터도 보호를 받고 있는 듯 보인다. 이와 같이 특정 유전자에 영향을 미치는 식단 또는 특정 유전자에 발생한 유전적 변화는 쥐, 유인원, 인간의 수명뿐만 아니라 건강수명까지도 증가시킨다. 이러한 연구 결과를 보면 올바른 건강수명 늘리는 식단과 주기적인 단식 모방 다이어트(각각 4장과 6장에서 자세히 다룰 것이다)는 '장수 유전자longevity genes'을 조절하여 건강수명을 늘린다는 사실을 알 수 있다.

운이 좋았던 나는 건강하게 장수한 사람들의 삶을 두 눈으로 직접 확인할 수 있었다. 지난 10년간, 이제는 세상을 떠나고 없지만 이탈리아에서 나이가 가장 많았던 110세의 살바토르 카루소와 117세의 엠마 모라노를 여러 차례 만났다. 엠마는 당시 세계 최고령자이자 이탈리아 사상 최고령자였다. 2명 모두 여전히 뛰어난 기억력을 자랑했으며 그 나이에도 여러 가지 활동을 스스로 할 만큼 건강한 장수인이었다. 엠마는 유전자의 중요성을 알 수 있는 전형적인 사례였고(그녀의 식습관은 그다지 건강하지 않았다), 반면 살바토르는 식단이 건강에 미치는 영향을 잘 보여주었다. 이처럼 기록적으로 장수한 사람들의 삶을 살펴보는 것은 이 책에서 소개할 건강수명 늘리는 식단을 견고하게 받쳐주는 핵심 기둥 중 하나이다.

적당히 골고루
먹어야 한다?

스스로 통제할 수 있는 수명 결정 요인 중에서는 무엇을 먹는가가 가장 중요하다. 식단과 식습관은 당신이 60세, 80세, 100세, 혹은 110세까지 살 수 있을지에 영향을 미칠 뿐만 아니라, 더 중요하게는, 건강하게 그 나이에 이를 수 있을지까지도 결정하기 때문이다. 따라서 식단에 대한 조언만큼은 제대로 된 사람의 말에 귀를 기울여야 한다. 인터넷을 중심으로 돌아가는 사회에서 당신의 건강을 가장 위협하는 것은 누구나 식단에 대해 조언할 수 있다는 생각이 빚어낸 정보의 홍수일 것이다. 자칭 식단 전문가라는 사람들이 하는 말을 받아들일 것인지 결정하기 전에 먼저 그들이 적절한 지식을 갖췄는지부터 살펴야 한다.

최근 밀라노에서 제노바로 가는 기차에서도 나는 사람들이 스스로 음식과 식단에 대해 잘 안다고 착각하는 광경을 직접 경험했다. 제노바 출신의 나이 든 건물 관리인은 아내가 만들어준 오믈렛이 적정체중과 건강을 유지하는 비결이라고 설명했다. 그러자 옆에 앉아 있던 여성이 달걀은 콜레스테롤이 높은 음식이며 자신이 만든 파스타와 애호박 요리가 훨씬 건강에 좋다고 반박했다. 그 자리에 있던 5명의 '식단 전문가들'은 열심히 자신만의 조언을 주고받더니 내게도 의견을 물었다.

"일주일에 먹는 달걀프라이 개수를 줄이는 게 좋을 거 같아요." 나는 은퇴한 건물 관리인에게 말했다.

"당신 의견에 동의할 수 없군요." 그가 대답했다.

사람들은 누구나 밥을 먹기 때문에 다른 사람에게 이런저런 조언을 해도 될 만큼 자신이 음식과 건강에 대한 지식을 충분히 갖고 있다고 느낀다. 얼마 전에는 어떤 여성이 건강을 위해 자신과 아들이 어떻게 먹으면 좋을지 질문을 했다. 내 대답을 들은 그녀는 이렇게 말했다. "제 생각에는 모든 음식을 골고루 적정량으로 먹는 것이 가장 좋은 것 같아요."

나는 그녀에게 되물었다. "본인이 설계하고 만든 비행기를 탈 수 있으신가요?"

이 질문에 대한 그녀의 답변은 당연히 "아니요"일 것이다. 대부분의 비행기는 세계적인 수준의 엔지니어들이 보잉이나 에어버스처럼 큰 기업에서 팀을 이루어 일하면서 라이트형제와 레오나르도 다빈치까지 거슬러 올라가는 긴 시간 동안 쌓여온 지식과 기술을 총동원하여 설계한다. 그런데 왜 자신과 자신이 사랑하는 사람들이 암, 당뇨병, 심혈관계질환 등 여러 질병에 걸릴 수도 있는 문제를 두고는 "적당히 골고루 먹어야 한다"와 같이 어리석은 생각을 바탕으로 결정을 내리는가? "적당히 골고루 먹어야 한다"는 것은 대체 무슨 뜻이란 말인가?

USC에서 영양학과 장수학 강의를 할 때 나는 베이글의 칼로리가 얼마 정도 될 것 같은지 학생들에게 물어보곤 한다. 학생들 대부분은 100~150 칼로리 정도 될 것 같다고 예상하지만 실제로 베이글은 크림치즈 없이도 250~500칼로리에 달한다. 임상시험 중 피험자들에게 무엇을 얼마만큼 먹을지 지시하면 가령, 몸무게 1kg당 1일 0.7g의 단백질을 섭취하라는 말의 의미가 정확히 어떤 것인지 이해하지 못하는 사람들이 많다. 건강 분야에서 오랫동안 경력을 쌓은 기자조차 내게 이렇게 되물었다. "단백질을 50g 먹으라는 건가요, 아니면 단백질이 들어 있는 음식을 50g 먹으라는 건가요?"

물론 단백질이 들어 있는 음식이 아닌 단백질 함량을 기준으로 한 말이다. 이런 사소한 오해만으로도 영양상태를 나쁘게 하거나 병들게 만들 수 있다. 병아리콩 50g의 단백질 함량은 5g, 즉 성인이 건강을 유지하기 위해 섭취해야 할 단백질의 10%밖에 안 된다.

또한 '적당히'라는 표현은 상대적이다. 1일 식단으로 우유 한 컵, 달걀 2개, 베이컨, 작은 스테이크, 치즈 한 쪽, 당근 약간, 파스타 조금, 치킨 필렛, 랜치 드레싱을 뿌린 샐러드, 케이크 한 조각, 탄산음료 2컵은 많은 사람들에게 '적당히'에 해당할 것이다. 그러나 미국을 비만과 비만 관련 질병 발생률이 세계에서 가장 높은 나라 중 하나로 만든 주범이 바로 이러한 식단이다. 수명 연장과 건강을 위한 식단을 실천하려면 이 책처럼 장수학의 다섯 기둥을 최대한 많이 숙지한 과학자나 의사가 쓴 책을 찾아야 한다. 평소 건강상태가 양호한 사람이라면 식단을 바꾸는 데에 큰 어려움이 없겠지만 그래도 가능하다면, 최소한 시작할 때만이라도 자격 있는 의사나 영양사와 상의하길 권장한다. 특정 음식에 알레르기가 있거나 개인적인 필요에 따라 식단을 약간 조정해야 할 경우에는 특히 더 상담이 필요하다. 이 책을 구매한 당신은 일단 첫 단추를 제대로 끼운 셈이다.

앞서 말한 것과 같이 이 책에서 추천하는 식단은 내 개인적인 의견이 아닌 장수학의 다섯 기둥, 그리고 견고하고 일관적이며 과학적이고 임상적으로 증명된 근거를 토대로 하고 있다. '기적의 식단'이나 '완치'라는 표현은 사용하지 않으며 체중 감량을 약속하지도 않는다. 건강하게 오래 살기 위해 식단을 바꾸는 것은 약간의 노력이 필요하긴 하지만 그렇게 어려운 일은 아니다. 게다가 효율성과 약물치료 시 생길 수 있는 부작용까지 고려하면, 많은 경우 약을 먹는 것보다 식단을 조절하는 것이 더 이롭다. 진료비나 약값으로 드는 돈을 아낄 수 있음은 말할 것도 없다. 무엇보다도 수명을 늘릴 수 있다는 장점은 장기적으로 봤을 때 노력해볼 만한 가치가 충분하다.

기초연구, 임상시험, 유전학 및 역학 연구의 피험자로 만난 수없이 많은 사람들과 내 지인들을 통해 건강수명 늘리는 식단은 그 효과가 검증되었다. 또한 오키나와의 크레이그 월콕스나 내가 만난 장수인들의 식단과도 상당히 일치한다. 장수 인구가 밀집한 지역을 가리키는 용어인 '블루존bluezone'은 미셸 풀랭과 잔니 페스가 처음 만들었으며 작가 댄 부에트너에 의해 널리 알려졌다. 블루존에 사는 사람들의 식단과 신체활동 수준은 건강하게 오래 사는 삶을 위한 핵심 열쇠로 여겨진다. 또한 이 책에서 제시하는 건강수명 늘리는 식단은 인류 역사에 걸쳐 빈번하게 일어난 식습관을 고려한다. 예를 들어 이 책의 뒷부분에서는 질병을 다루기 위한 식단, 특히 단식과 단식 모방 다이어트에 대해 살펴볼 것이다. 이러한 식단은 과학적·임상적 연구를 기반으로 하고 있지만 종교적 의식을 위한 단식 등과 같이 아주 먼 옛날부터 반복적으로 시행되어온 것이기도 하다. 역사적으로 종교적인 단식이 질병 예방이나 치료 목적으로 사용된 적은 없지만 단식이 인류에게 친숙한 행위이자 수많은 사람들을 거쳐 검증받은 방식인 만큼 대부분의 사람들에게 안전하게 적용 가능하다는 사실은 확실하다.

믿을 만한 정보는
어떻게 구별할까?

많은 사람들이 영양 지식은 어렵고 헷갈린다고 느낀다. 과학 잡지와 매체마다 주요 영양소(탄수화물, 지방, 단백질) 및 달걀, 커피와 같은 특정 음식의 좋고 나쁨에 대해 서로 다른 정보를 제공한다. 그렇다면 나와 내 건강을 위해 올바른 정보를 구분하는 방법은 무엇일까? 실제로 탄수화물, 지방, 단백질은 영양소의 종류와 섭취량 등에 따라서 건강에 좋을 수도 나쁠 수도 있다. 예를 들어 단백질은 몸의 정상적인 기능을 위해 반드시 필요하지만 지나치게 많은 양을 섭취할 경우, 특히 소고기, 돼지고기 등의 붉은 고기나 동물성 단백질은 여러 가지 질병을 야기할 수 있다. 따라서 쓸모없는 정보는 버리고 필요한 것만 걸러낼 수 있는 기준을 세워야 한다.

이러한 목적으로 나는 '장수학의 다섯 기둥'을 고안했다. 나를 비롯해 수많은 과학자와 의사들이 그간 연구해온 내용을 바탕으로 세워진 장수학의 다섯 기둥은, 특정 영양소 또는 특정 영양소의 조합이 건강에 좋은지 나쁜지를 결정하고 건강한 장수 생활에 이상적인 식단을 찾기 위해 5가지 연구 분야를 기준으로 삼은 것이다.

유명한 식사법과 식단 중 상당수가 부적절하거나 부분적으로만 옳은 이유는 장수학의 다섯 기둥 중 1~2개의 기둥에만 기초하기 때문이라고 생각한다. 어떤 조건에서는 질병에 대한 면역력을 높이는 영양소가 다른 조건에서는 나쁘게 작용하기도 하고, 중년층에게는 이로운 식단이 어린아이나 노인에게는 해가 되기도 한다. 대개의 경우 70세 이하 성인이 비교적 높은 칼로리를 섭취하면 체중이 증가하고 여러 질병에 걸릴 확률이 높아진다. 그러나 70세 이상 노인이 동일하게 식사를 하고 그로 인해 체중이 증가하면 오히려 질병에 걸릴 확률이나 사망률이 낮아질 수 있다. 이러한 이유로, 영양섭취와 노화와 질병 간의 복잡한 상관관계를 깊이 이해하는 사람에게 조언을 구하는 것이 무엇보다 중요하다.

장수학의 다섯 기둥은 자신에게 필요한 조언을 고를 수 있는 든든한 토대이자 노화 및 질병에 관한 수천 가지 연구 중 어떤 것을 취할지 여과해주는 거름망인 한편, 식단 변화로 인한 위험부담을 최소화해준다. 다섯 기둥 전체가 하나도 빠짐없이 뒷받침하는 식단을 선택하면 나중에 새로운 사실이 발견되더라도 모순되거나 크게 바꿀 일이 없다.

: 장수학의 다섯 기둥 :

기초연구/젊음유지연구: 단백질, 당분 등의 영양소가 세포의 기능, 노화, 노화에 의한 손상, 재생에 어떻게 영향을 미치는지를 모르면 건강하게 장수하기 위해 필요한 영양소의 종류와 양을 결정하기 어렵다. 뿐만 아니라 기초연구로 발견한 사실을 인간에게 적용하기 전에 해당 식단이 실제로 수명을 늘리고 전반적인 건강 개선에 확실한 효과가 있는지 동물실험으로 먼저 확인해야 한다. 앞서 말한 것과 같이 나는 월포드의 연구실에서 쥐와 인간을 대상으로 처음 연구를 시작했지만 얼마 지나지 않아 유기체의 근본적인 특성을 밝히려면 효모처럼 훨씬 단순한 유기체를 연구하는 것이 더 도움이 된다

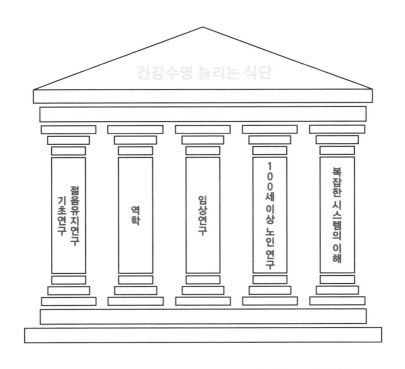

건강수명 늘리는 식단

젊음유지연구 기초연구

역학

임상연구

100세 이상 노인 연구

복잡한 시스템의 이해

3-1. 장수학의 다섯 기둥

는 생각에 이르렀다. 효모 연구 덕분에 나는 수명과 장수에 대한 비밀을 분자 차원에서, 특히 진화의 원리와 연결하여 파헤치고 인간에게도 적용할 수 있었다. 스트레스 저항성 및 감수성 이론을 정립하여 단식 모방 다이어트와 암 치료를 병행했을 때의 효과를 임상시험을 통해 확인할 수 있었던 것 또한 효모로 먼저 연구를 한 덕택이었다. 이처럼 우리 연구팀에서 진행하는 모든 연구는 기초연구/젊음유지연구에서 시작한다.

역학: 역학은 특정 인구를 대상으로 질병 및 기타 건강상태의 원인과 주요 위험인자를 연구하는 학문이다. 기초연구로 세운 가설을 확인하기 위해서는 인구조사를 통해 위험인자를 연구하는 과정이 반드시 필요하다. 가령

과다한 당분 섭취가 복부지방의 축적을 촉진하고 인슐린 작용을 방해한다는 가설을 세웠다면, 당분을 다량 섭취하는 사람들의 허리둘레가 두껍고 당뇨병 발병률이 높은지 실제 인구를 대상으로 조사해야 한다. 내 경우에는 노화 유전학과 젊음유지학에 초점을 두고 기초연구를 한 후에 노화와 질병에 대한 역학연구를 실시함으로써 생활습관에 따른 건강상의 변화를 이해하는 것이 얼마나 중요한지 알 수 있었다.

임상연구: 기초연구와 역학연구로 가설을 설정한 후에는 임상시험을 통해 최종적인 가설 점검이 필요하다. 무작위 통제군을 대상으로 한 임상시험은 가설의 효과를 증명하기 위한 표준이다. 예를 들어 당뇨병 전단계 환자를 둘로 나눈 후, 실험군에게는 식단과 총열량은 동일하되 당분만 줄인 식단을 제공하고 대조군에게는 기존 식단을 그대로 제공하거나 또는 실험 집단과 총열량을 맞추기 위해 지방만 약간 줄인 식단을 제공한다. 질병(심혈관계질환 등) 자체와 질병의 위험인자(콜레스테롤, 공복혈당 등)에 특정 음식 성분이 미치는 영향을 확인하기 위해 직접 임상시험을 실시하거나 다른 사람들의 임상 결과를 검토하면서 장수학의 세 번째 기둥이 얼마나 중요한지 이해할 수 있었다.

100세 이상 노인 연구: 기초연구/젊음유지연구, 역학연구, 임상연구를 거친 후에도 특정 식단이나 영양섭취법이 장기적으로도 안전하고 이로운지, 그리고 앞으로 평생을 그에 맞춰 살 수 있을 만큼 실천이 용이한 것인지는 여전히 확실치 않다. 그러나 세계 곳곳에 살고 있는 100세 이상 노인들을 연구하면 특정 식단(저당분 식단 등)의 안전성, 효과, 실천 용이성을 가늠해볼 수 있다. 네 번째 기둥을 확인하기 위해 나는 에콰도르와 이탈리아 남부에 살고 있는 장수인들을 연구하는 한편 동료 과학자들이 세계 여러 곳의 장수 지역 인구를 조사한 내용도 참고했다.

　복잡한 시스템의 이해: 다섯 번째 기둥은 물리학과 환원주의(복잡하고 추상적인 개념을 더 작고 기본적인 요소로 쪼개어 설명하려는 사고의 형태-역주)와 그리고 기계에 빗대어 복잡한 인체를 단순화함으로써 생체기관과 시스템의 기능 및 기능의 손상을 이해하려는 시도에 매력을 느낀 결과다. 이 마지막 기둥은 참고 기준과 유용한 비유를 제공해 나머지 4개의 기둥을 보완해준다. 앞에서 당분이 질병을 일으킬 수 있다고 말했다. 그러나 당분은 인체에 가장 중요한 영양소 중 하나이기도 하다. 자동차의 가솔린처럼, 인체에 필요한 에너지의 상당 부분이 당분에서 나온다. 따라서 당분 자체는 전혀 문제가 되지 않는다. 하지만 과다하게 섭취하면 단백질 및 일부 지방과 결합하여 노화 관련 유전자를 활성화하고 인슐린 기능을 저하하며 고혈당증을 촉진하는 등 직·간접적으로 질병을 야기할 수 있다. 또한 마지막 기둥은 음식, 세포 손상, 노화 간의 상호작용이라는 복잡한 시스템을 이해하기 위해 비교적 단순한 모형에 접근하는 엔지니어적 태도를 취함으로써 인간의 문제를 더욱 잘 분석할 수 있도록 돕는다.

: 장수학의 다섯 기둥 활용하기

　식단의 효과를 확인하기 위해 장수학의 다섯 기둥을 활용한 사례로, 널리 알려진 앳킨스(Atkins)이나 뒤캉(Dukan) 다이어트와 같이 고단백, 고지방, 저탄수화물로 이루어진 식단을 예로 들어보자. 소위 '전문가'라는 사람이 몇 번의 임상시험이나 많은 인구를 대상으로 한 역학조사 결과, 특정 식단이 체중을 감량시키고 콜레스테롤 수치를 낮추는 효과가 있다고 말했다는 이유만으로 그 식단을 따라야 하는가? 대답은 당연히 "아니요"다. 유명한 식단을 장수학의 다섯 기둥으로 분석해보면 대개 1~2개의 기둥에만 근거를 두고 있으며 건강과 수명 연장을 위한 식단이 갖춰야 할 토대를 전체적으로 고려한 경우는 거의 없다. 이러한 식단들은 시간이 지난 후 새로운 연구 결과에 의해 잘못됐다고 밝혀질 가능성이 높다. 다양한 측면에서 분석을 해보면 단백질과 포화지방 함량이 높고 탄수화물 함량이 낮은 식단은 건강에 최악인 식단 중 하나다. 장수인들의 식습관과 비교해도 거리가 멀 뿐만 아니라 그와 같은 식단을 장기적으로 유지했을 때 나타나는 장점 및 수명 연장 효과에 대해 긍정적인 결과를 내놓은 이론적, 임상적, 역학적 연구 또한 거의 없다. 오히려 단백질과 포화지방의 과다 섭취는 노화와 질병으로 가는 지름길이므로 고단백-고포화지방 식단은 피하는 것이 좋다.

지금까지 살펴본 바와 같이, 임상적으로 증명된 식단이라고 해서 충분히 철저하게 연구된 식단이라는 의미는 아니며, 따라서 새로운 식단을 따르기 전에 반드시 한 번 더 고민하고 장수학의 다섯 기둥을 빠짐없이 충족하고 있는지 살피는 것이 현명하다. 인간과 쥐 실험에서 알 수 있듯이 대부분의 사람들에게 이로운 식단이라도 모두에게 적합한 것은 아니며 나이, 건강상태, 보유 유전자에 따라 약간의 수정이 필요할 수도 있다. 우리 연구팀은 복잡한 분자의 혼합물인 음식이 그와 동일하게 복잡한 분자의 혼합물인 인체에 작용하여 놀라운 변화를 일으킬 수 있다고 믿는다.

혼란스럽고 따라 하기 어려울 것 같이 느껴져도 걱정할 필요 없다. 4장에서 최대한 간단하고 이해하기 쉽게 건강수명 늘리는 식단을 살펴보도록 하자.

건강수명
늘리는

최적의
식단

———————

Chapter

4

The
Longevity
Diet!

내가 먹는 음식이
나를 만든다

'내가 먹는 음식이 나를 만든다'라는 말이 있다. 대부분의 사람들은 이 말을 '정크 푸드를 먹지 마라'라는 의미로 이해한다. 그러나 이 유명한 문장은 사실 더 깊은 의미가 있다. 내가 먹는 음식은 날씬한 몸매를 유지할지 살이 찔지, 몸이 배 모양처럼 될지 사과 같을지 등과 같이 몸의 모습과 작용을 결정한다. 어떤 종류의 음식을 먹느냐에 따라 뇌는 에너지를 얻기 위해 포도당과 케톤체 중 어느 것을 사용할지 선택한다. 여성의 경우, 섭취하는 음식의 종류와 양이 임신 가능성에 영향을 미치기도 한다. 좋아하는 음식을 먹는 것도 중요하지만, 수명을 줄이며 건강을 해치는 음식을 최소화하고 오래오래 건강하게 사는 데에 도움이 되는 영양분의 섭취를 늘리는 것 또한 중요하다.

우리가 먹는 식재료 중 상당수는 단순히 음식을 넘어서 몸에 현저한 변화를 일으키는 분자 물질로, 그 양과 조합이 변하면 세포와 기관의 기능 또한 재설정될 수 있다. 앞서 말한 것처럼 이러한 변화를 조절하기 위해 음식의 조합을 이해하고 활용하는 것을 '영양기술'이라고 한다. 이 장에서는 이러한 식재료의 종류와 기능을 살펴보고 '장수학의 다섯 기둥'에 근거하여 이 식재료들이 노화와 질병에 어떤 역할을 하는지 알아본다. 한편 음식이 맛있고 즐거워야 식단을 오래 유지할 수 있으므로 먹는 즐거움에 대해서도 논의할 것이다.

단백질, 탄수화물, 지방
그리고 미량 영양소

우리가 섭취하는 음식에는 흔히 다량 영양소라고 부르는 3대 주요 영양소가 들어 있다.

단백질: 대개 20가지 아미노산으로 이루어져 있으며 아미노산의 배열 순서에 따라 그 기능이 달라진다. 스테이크 85g에는 약 25g의 단백질이 들어 있는데 근육 수축과 기타 세포 활동에 관여하는 단백질인 액틴이 특히 풍부하다. 소화기관은 체내로 들어온 고기를 단백질로, 단백질을 다시 아미노산으로 분해한다. 단백질은 1차로 위에서, 2차로 장에서 분해 과정을 거치면서 1개 또는 여러 개의 아미노산 고리로 쪼개져 혈액으로 흡수된다. 이렇게 흡수된 아미노산은 몸의 이곳저곳에 있는 다양한 체세포로 이동하여 인간의 근육에서 쓰이는 액틴 등 새로운 단백질을 합성하는 데에 사용된다.

탄수화물: 우리가 먹는 음식 대부분에 들어 있는 영양소로, 과일주스, 꿀, 사탕, 탄산음료 등에 들어 있는 당류처럼 단순한 구조를 갖기도 하고(단당류, 이당류) 채소와 곡물에 함유된 것처럼 포도당 등이 길게 연결된 복잡한 구조를 띠기도 한다(다당류). 단순한 형태의 당류는 우리 몸의 순

환체계에 즉시 흡수되어 혈당을 높이고, 혈당이 올라가면 췌장은 빠르게 인슐린을 분비한다. 반면 복잡한 구조의 탄수화물은 먼저 음식물에서 분리된 후 더 작은 크기의 당류로 분해되어야 체내로 흡수될 수 있다. 탄수화물의 영양적 가치를 분석할 때에는 다른 영양소와 달리 특별한 수치를 사용한다. 'GI 지수'와 'GL 지수'라는 용어를 한 번쯤은 들어봤을 것이다. GI 지수는 각 음식이 혈당 증가에 미치는 영향을 나타낸다. 오렌지주스의 GI 지수는 50이며, 밀가루빵은 95, 순수 포도당 주스는 100이다. 그러나 GI 지수는 동일한 양의 탄수화물을 섭취했다고 가정하여 측정한 값이다. 따라서 탄수화물의 특징과 양을 모두 고려한 값인 GL 지수를 확인하는 것이 더 유용하다. 예를 들어 통밀빵의 GI 지수는 높지만(71) 통밀빵 한 조각의 GL 지수는 상대적으로 낮다(9). 반면 통밀빵과 비교했을 때 스펀지케이크의 GI 지수는 낮지만(46) GL 지수는 높다(17). 그러므로 음식마다 함유하고 있는 탄수화물의 질과 양이 다르다는 점을 고려하여 산정한 GL 지수에 좀 더 관심을 가져야 한다.

지방: 사람뿐만 아니라 여러 포유류 및 좀 더 단순한 유기체의 체내에서 에너지를 저장하기 위한 물질로 쓰인다. 구조가 변하고 나면 혈액과 세포 내부의 경계를 짓는 세포막, 스테로이드를 포함한 호르몬 등 몸을 구성하는 세포를 생성할 때에도 중요한 역할을 한다. 지방은 주로 트라이글리세라이드라고 하는 중성지방의 형태로 섭취된다. 트라이글리세라이드는 탄소와 수소 분자로 이루어진 지방산 3개가 글리세롤과 결합하여 만들어진다. 쓸개에서 분비된 쓸개즙과 췌장 등에서 분비된 지방분해효소 리파아제는 장에서 지방을 분해하여 혈액으로 흡수될 수 있도록 작용한다. 지방은 포화지방(모든 수소 원자가 탄소와 결합한 형태)과 불포화지방(일부 수소 원자만 탄소와 결합한 형태)으로 나뉘며, 불포화지방은 다시 단일불포화지방(올리브 오일에 들어 있는 올레

산 등)과 다불포화지방(연어나 옥수수유 등)으로 나눌 수 있다. 다불포화지방인 오메가-3와 오메가-6는 세포와 기관이 제대로 기능하기 위해 반드시 필요하지만 체내에서 합성할 수 없기 때문에 '필수지방산'으로 불린다.

위에서 살펴본 3가지 다량 영양소와 더불어 미량 영양소 또한 반드시 필요하다. 비타민과 미네랄 등의 미량 영양소는 미국 영양제 산업에서 370억 달러나 되는 규모를 차지하고 있다. 그러나 브루스 에임스^{Bruce Ames} 박사 및 여러 영양학 전문가가 진행한 연구에 따르면 미국 성인의 50~90%에게서 비타민D·E, 마그네슘, 비타민A, 칼슘, 칼륨 또는 비타민K의 결핍이 나타난다고 한다. 영양제를 통해 비타민과 미네랄을 과다 복용하는 것이 주요 질병을 예방하고 생명을 연장시키는 데에 별 도움이 되지 않는다는 논문이 최근 발표되기도 했다. 그러나 상반되는 연구 결과도 있었다. 많은 사람들을 무작위로 선정하여 진행했던 한 실험에서는 매일 종합비타민을 복용한 사람이 그렇지 않은 사람에 비해 암과 백내장에 걸릴 확률이 약간 더 적은 것으로 나타났다.

영양제를 많이 먹는 것이 노화나 질병을 막을 수 없다고 해도 비타민과 미네랄이 몸에서 일어나는 여러 필수적인 작용에 중요한 역할을 한다는 사실은 잘 알려져 있다. 예를 들어 비타민D, 아연, 철분은 면역체계가 정상적으로 작동하기 위해 반드시 필요하고, 칼슘과 비타민D는 골밀도를 유지하는 데에 필수적이다.

채소, 생선, 견과류, 통곡물이 풍부한 식단은 필수영양소를 섭취하기 위한 이상적인 방법이긴 하지만, 그렇게 먹어도 비타민D와 (특히 채식주의자나 노인의 경우) 비타민B12가 부족할 수 있다. 건강한 음식을 충분히 섭취하는 것으로 보이는 세계 여러 나라 사람들을 조사해도 이와 유사한 결핍 증상이 나타난다. 또한 몇몇 연구에 따르면 과잉 섭취 시 오히려 독이 되는 비타민도 있다고 한다. 영양제 지지자와 반대자의 의견을 모두 종합해보면, 적어도 비타민D·E, 마그네슘, 비타민A, 칼슘, 칼륨, 비타민K가 들어 있는 종합비타민 중 믿을 만한 기업에서 생산한 것을 골라 2~3일에 한 번씩 복용하는 것을 가장 권장한다.

3장에서 설명한 것과 같이 영양제의 장점을 지지하는 여러 의견에서 공통분모를 찾아 따르면, 나중에 건강을 해치는 것으로 밝혀질 가능성이 있는 조언을 가려낼 수 있다. 영양제 복용량을 줄이고 복용 횟수를 일주일에 2~3회로 조절함으로써 특정 비타민이나 미네랄의 결핍으로 인한 영양부족 문제를 피하면서도 혹시 모를 문제를 최소화하는 것이 바람직하다.

50세를 100세처럼 살까?
아니면 100세를 50세처럼 살까?

한 사람의 수명과 질병 그리고 노년의 삶에 영향을 미치는 것 중에서 사람이 노력할 수 있는 가장 중요한 요소는 바로 영양섭취이다.

최근 한 연구에서는 38세 남성 및 여성 약 1천 명의 신체나이를 조사했다. 생물학적인 건강상태가 30세를 넘지 않는 사람도 있었지만 어떤 사람은 거의 60세에 이르기도 했다. 실제 나이보다 생물학적 나이가 많은 사람들은 앞으로의 노화 속도도 빠른 것으로 나타났다. 강의 시간에 100세 이상 노인 중에서 50대보다 더 건강하고 (어떤 의미에서는) 젊은 사람도 있다는 이야기를 해주면 학생들은 깜짝 놀라곤 했다. 물론 극히 드문 사례이고 대체로 일부 신체기관이나 생체 시스템을 비교했을 때에 국한되는 이야기지만 신체나이를 아는 것이 얼마나 중요한지는 잘 알 수 있다. 생물학적 나이를 정확하게 측정할 수 있는 날이 오면 인간의 나이를 생년이 아닌 신체나이로 따지게 될지도 모르겠다.

이 장에서는 인체에 잠재되어 있는 회복, 보호, 재생, 회춘 능력을 일깨워 노화를 지연하고 질병을 예방하기 위해서 장수학의 다섯 기둥을 활용하는 방법을 보여줄 것이다.

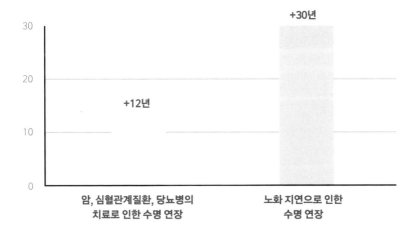

30

20

10

0

+12년

+30년

암, 심혈관계질환, 당뇨병의
치료로 인한 수명 연장

노화 지연으로 인한
수명 연장

4-1. 암, 심혈관계질환, 당뇨병을 치료했을 때와 노화를 지연시켰을 때의 수명 연장 효과 비교

"그렇게 먹으면서 살 바에는
일찍 죽을래요."

내가 건강수명 늘리는 식단을 이야기하면 다음과 같은 대답을 하는 사람들이 꽤 많다. "그렇게 먹으면서 살 바에는 일찍 죽을래요."

이런 말을 들을 때마다 의사에게 오래 사는 방법에 대해 물은 남자에 대한 농담이 생각난다. 의사는 먹는 양을 줄이고 술을 끊고 성관계를 가지지 말라고 조언했다.

"그렇게 하면 오래 살 수 있는 건가요?" 남자가 물었다.

"글쎄요." 의사가 대답했다. "어쨌든 인생이 영원처럼 길게 느껴질걸요!"

다행히 건강수명 늘리는 식단은 그렇게까지 제한적이지 않다. 커피와 술을 즐겨도 괜찮고 성관계를 금하지도 않는다. 오히려 생각보다 많이 먹어야 할 때도 있다. 8장에서 자세히 설명하겠지만 파스타와 치즈 한 접시는 340g밖에 안 되어도 질 나쁜 칼로리가 가득하여 건강하지 않은 음식이다. 그러나 파스타와 치즈를 줄이는 대신 채소와 콩에 올리브 오일을 넉넉하게 끼얹어 먹으면 양을 2배로 먹으면서도 건강하고 질 좋은 칼로리를 섭취할 수 있다.

사람들은 음식뿐만 아니라 어떤 것이든, 자신이 원하는 것을 많이 얻을수록 행복해지리라 생각하지만 그것은 착각이다. TED 강연 중 내가 가장 좋아하는 편에서 하버드대 교수 다니엘 길버트는 어느 날 갑자기 복권에 당첨

된 사람들과 하반신이 마비된 환자들이 느끼는 행복도를 비교한다. 놀랍게도 인생을 바꿔놓는 사건이 일어난 지 1년이 지난 후 두 그룹의 행복도는 동일했다. 마찬가지로 식단은 사람의 인생을 좌지우지하지 않는다. 우스갯소리에 나오는 의사가 한 말과 달리 건강하고 오래 살 수 있는 식단을 따른다고 해서 인생이 영원처럼 길게 느껴질 만큼 괴롭지는 않다. 사실 나는 건강한 식단이 맛도 좋다고 생각한다. 포화지방과 당분이 잔뜩 들어 몸에 해로운 음식은 자연의 맛을 흐리게 하는 데에 반해 채소, 콩, 견과류, 올리브 오일 등 식물성 음식은 맛과 재료가 훨씬 다양하고 풍부하기 때문이다. 포화지방, 붉은 고기, 튀긴 요리, 치즈로 이루어진 식단은 어릴 때 마시던 설탕 가득한 탄산음료와 같다. 그러나 어른이 되어 탄산음료 대신 레드와인을 마시면서도 몸에 나쁜 음식은 여전히 포기하지 못하는 경우가 많다. 하지만 지금도 늦지 않았다.

:칼로리 제한: 쥐, 원숭이, 인간

2장에서 살펴본 것처럼 성장호르몬 수용체 유전자에 결함이 있는 쥐는 정상적인 쥐보다 최대 1.5배까지 오래 살고 절반 정도는 질병에 걸리지도 않는다. 동일한 결함이 있는 에콰도르 사람들 역시 당뇨병이나 암에 걸리는 일이 드물 뿐만 아니라 다른 질병에 걸릴 확률 또한 낮게 나타났다. 앞서 설명했듯이 단백질 섭취량이 높으면 성장호르몬 수용체가 활성화되고 그로 인해 인슐린 및 인슐린과 유사한 성장호르몬(IGF-1) 수치가 증가하는데 이들 호르몬 농도는 각각 당뇨병 및 암에 영향을 미친다. 또한 류신 등의 일부 아미노산과 단백질은 노화를 촉진하는 유전자인 TOR-S6K를 활성화한다. 효모와 쥐 실험에서는 노화에 중요한 역할을 하는 또 다른 유전자인 PKA를 당분이 활성화한다는 사실을 알 수 있었다. PKA의 활동이 저하된 쥐는 수명이 길어지고 노화 관련 질병에 걸리는 경우도 적었다.

칼로리, 특히 단백질과 당분에서 나오는 칼로리 섭취량을 줄이면 성장 호르몬 수용체의 활동이 감소하고 따라서 노화를 가속화하는 유전자 TOR-S6K와 PKA의 활동도 떨어진다. 이처럼 '기초연구/젊음유지연구' 기둥을 통해 영양소가 노화 과정에 어떻게 관여하는지를 파악하는 단계가 필요하다.

단백질, 당분, 노화 사이의 상관관계를 알아차리지 못한 결과로, 지난 30여 년간 고단백-고탄수화물 식단이 '건강식'으로 잘못 떠올랐다. 최근 들어 당분 함량이 높은 식단이 건강에 좋지 않다는 사실은 널리 알려졌지만 그로 인해 당분 대신 단백질이나 심지어 몸에 나쁜 지방을 섭취하는 사람들이 늘어났다. 그러나 가장 바람직한 식단은 복합탄수화물이나 몸에 좋은 지방을 섭취하는 것이다. 이에 대해서는 조금 뒤에 자세히 다룰 예정이다.

그렇다면 어떤 식단이 수명 연장에 도움이 될까? 쥐의 칼로리 섭취량을 30~40% 줄이면 수명이 늘어나고 암이나 기타 질병에 걸릴 확률은 반으로 감소한다는 사실이 밝혀진 지 거의 100년이 흘렀다. (사람의 칼로리 섭취량을 그렇게 줄이면 키 183cm인 성인의 몸무게가 60kg까지 빠져 앙상해질 것이다.) 그러나 쥐와 원숭이를 대상으로 좀 더 심도 있게 여러 차례 실험한 결과, 만성적인 칼로리 제한은 부작용도 있었다. 2년간 칼로리 제한을 실천한 월포드 교수와 연구원들이 애리조나의 바이오스피어2에서 나오던 날, 그들의 모습은 엉망이었다. 심지어 칼로리 제한은 월포드 교수의 수명을 오히려 단축한 것으로 드러났다. 칼로리 제한과 스트레스, 노화 등이 복합적으로 작용하여 그는 12년 후 루게릭병 합병증으로 세상을 떠났다.

정리해보면, 장기적인 칼로리 제한은 여러 질병의 위험인자에 긍정적인 효과가 있긴 하지만 만성적이고 극단적인 식단(칼로리 섭취량을 20% 이상 줄인 식단을 오랜 기간 혹은 평생 유지하는 경우)은 상처 회복, 면역반응, 추위에 대한 저항력 등 인체의 필수 기능에 부정적인 작용을 하기도 한다.

질병 없이 오래 사는
식단의 원칙

장수학의 다섯 기둥을 토대로, 질병에 걸릴 가능성은 줄이고 건강수명은 늘릴 수 있는 최적의 식단을 다음과 같이 소개한다.

페스카테리언 식단을 따른다. 식단은 최대한 식물성 음식과 생선으로 채우려고 노력해야 한다. 단, 생선은 일주일에 두 번에서 세 번 정도만 섭취하고 수은 함량이 높은 참치, 황새치, 고등어, 대형 넙치 등은 피한다. 65세 이상이 되어 근육량, 체력, 몸무게가 감소하기 시작한다면 장수 인구의 식단에서 흔히 발견되는 동물성 음식인 달걀, 특정 종류의 치즈(특히 페타 또는 페코리노 치즈), 염소젖으로 만든 요구르트 등과 생선 섭취량을 늘려야 한다.

단백질은 적지만 충분히 섭취한다. 1일 적정 단백질 섭취량은 몸무게 1kg당 약 0.7~0.8g이다. 체중이 60kg인 성인이라면 하루에 약 42~48g의 단백질을 먹어야 하며, 그중 30g은 한 끼에 섭취해야 근육 합성에 도움이 된다. 몸무게가 약 90~100kg에 체지방량이 35% 이상이라면 단백질은 하루에 60~70g만 섭취해도 충분하다. 지방세포는 근육보다 단백질을 적게 필요로 하기 때문이다. 최소 필요량은 개인마다 다를 수 있으므로 지방 외 체중

lean body mass 과 건강을 유지하기 위해서 가끔씩 전문 영양사에게 조언을 구하는 것이 좋다. 체중과 근육량이 감소하는 나이인 65세가 넘으면 단백질 섭취량을 약간 늘린다. 일반적으로 10~20% 정도(일일 5~10g)면 충분하다. 마지막으로 생선을 제외한 동물성 단백질(붉은 고기, 흰살 고기, 치즈)을 피하여 단백질이 질병에 미치는 부정적인 영향은 최소화하고 필요한 영양소는 식물성 단백질(콩, 견과류 등)로 섭취한다.

나쁜 지방과 당분은 최대한 피하고 좋은 지방과 복합탄수화물을 많이 섭취한다. 식단을 둘러싼 조언이 헷갈리고 계속해서 바뀌는 이유 중 하나는 영양소의 종류를 지방, 단백질, 탄수화물 3가지로 지나치게 단순화하여 분류하는 데에서 기인한다. 우리는 '저탄수화물 vs. 고탄수화물' 또는 '저지방 vs. 고지방' 등에 대한 이야기를 거의 매일 접한다. 그러나 문제는 '어떤 영양소를 섭취하느냐 마느냐'가 아니라 '어떤 종류의 영양소를 얼마만큼 섭취해야 하는가?'이다. 이 질문에 정확하게 대답하자면 불포화지방이 풍부한 올리브 오일, 연어, 아몬드, 호두 등은 많이 섭취하고 포화지방, 수소첨가지방, 트랜스지방은 가급적 피해야 한다. 또한 복합탄수화물이 풍부한 통밀빵, 콩, 채소 등은 많이 섭취하고 당분 및 당분으로 쉽게 변할 수 있는 파스타, 흰쌀밥, 밀가루빵, 과일, 과일주스는 줄이는 것이 좋다.

영양소를 충분히 섭취한다. 인체 내 세포들은 언제나 전시 상태인 군대와 같다. 산소 등의 분자 물질이 DNA와 세포에 손상을 입히고 바이러스와 박테리아는 인체의 면역체계를 뚫으려 호시탐탐 기회를 노린다. 식량, 탄약, 전투장비가 군대에서 필수이듯이 세포 내·외부에서 벌어지는 전투에서 승리하기 위해서는 단백질, 필수지방산(오메가-3, 오메가-6), 미네랄, 비타민 그리고 적정량의 당분이 반드시 필요하다. 특정 영양소가 지나치게 부족하면 인체의 복구, 교체, 방어체계가 서서히 느려지거나 아예 멈춰서 세포 손상이 계속 누적되거나 세균, 박테리아, 바이러스가 증식한다. (이 책의 부록에서 주요 영양소를 섭취할 수 있는 음식 목록과 2주 치 식단 샘플을 확인할 수 있다.) 2~3일에 한 번씩 종합비타민, 미네랄, 오메가-3 영양제를 복용하면 혹시 모를 영양결핍을 예방할 수 있다. 영양제는 믿을 수 있는 기업에서 적당한 함량을 안정적으로 품질 관리하여 생산한 제품으로 구매해야 한다.

조상 대대로 익숙한 음식을 다양하게 섭취한다. 필요한 모든 영양소를 섭취하려면 매우 다양한 종류의 음식을 먹어야 하는데 이때에는 자신의 부모, 조부모 그리고 그보다 더 윗세대부터 친숙한 음식을 선택하는 것이 가장 좋다. 할아버지의 식사를 똑같이 따르라는 것이 아니라 이 책이 추천하는 음식 중에서 할아버지가 먹었던 것을 고르라는 뜻이다. 인체는 수십억 년간 이어져 내려온 진화의 산물이므로, 마지막 천년의 역사만 살펴봐도 특정 환경에 맞지 않는 사람과 특정 유전자형(인간이 가지고 있는 유전자 전체의 집합)에 적합하지 않은 음식을 걸러낼 수 있다. 예를 들어 우유를 많이 마시는 북유럽에서는 유당불내증이 비교적 드물지만, 예로부터 다 큰 성인이 우유를 마시는 일이 별로 없는 남유럽이나 아시아에서는 매우 흔하다. 일본계 미국인이 자신의 조상은 별로 먹어본 일이 없는 우유를 먹기로 결심한다면 몸에 맞지 않을 확률이 매우 높다.

유당이든 케일이든, 퀴노아든 강황이든, 어떤 음식을 먹기 전에는 내가, 내 부모와 조부모가 자랄 때 즐겨 먹던 음식인지 먼저 생각해봐야 한다. 친숙한 음식이 아니라면 가급적 피하거나 가끔씩만 먹는 것이 안전하다. 그렇지 않으면 과민증(우유 속 당분을 소화하지 못하는 유당불내증 등)이나 자가면역질환(빵이나 파스타 등 글루텐 함량이 높은 음식에 반응을 보이는 셀리악병 등)으로 고생할 수 있기 때문이다. 상관관계가 확실하게 밝혀진 것은 아니지만 조상 대대로 먹었던 것이 아닌 음식을 섭취하면 크론병, 대장염, 1형 당뇨병 등과 같은 여러 가지 자가면역질환에 걸릴 확률이 증가할 수 있다.

하루에 식사 두 끼, 간식 한 끼를 먹는다. 허리둘레와 체중이 정상 수준 또는 그 이하가 아니라면 하루 동안에 아침 식사 한 끼, 점심 또는 저녁 식사 한 끼 그리고 칼로리와 당분은 낮고 영양가는 풍부한 간식 한 끼를 먹는 것이 가장 좋다. 그러나 체중과 근육량이 지나치게 낮거나 의지와 상관없이 감소하고 있다면 식사 세 끼에 간식 한 끼를 추가한다. 식사 지침들이 많이 저지르는 실수 중 하나는 이론적으로 가능한 것과 현실적으로 가능한 것 사이의 경계가 분명하지 않다는 것이다. 조금씩 자주 먹어야 한다는 이야기를 많이들 한다. 그러나 그러한 식습관이 건강하게 오래 사는 데에 도움이 된다는 증거가 없다는 점은 둘째 치더라도, 끼니마다 먹는 양을 정확하게 조절하는 것은 매우 어려운 일이다. 하루에 여섯 번 식사를 할 경우, 한 끼당 권장 칼로리는 300칼로리인데 조절을 잘못하여 305칼로리씩 섭취했다고 생각해보자. 하루로 보면 겨우 30칼로리를 더 섭취한 것이지만 이것이 쌓이면 한 달에 900칼로리, 1년이면 거의 1.4kg의 지방을 추가로 섭취한 셈이 된다. 당연한 결과로 여섯 끼 다이어트가 유행했던 지난 20년 동안 미국 인구의 70%가 과체중 또는 비만에 이르렀다. 그러나 하루에 2.5끼만 먹는다면, 그리고 그중 한 끼만 넉넉하게, 그것도 채식 위주로 먹는다면 칼로리를 과도하게 섭취하는 일은 일어나기 어렵다. 생선, 콩, 채소로 비만이 되려면 어마어마하게 많은 양을 먹어야 하기 때문이다. 또한 질 좋은 영양소가 풍부한 음식을 충분하게 먹으면 사람의 위와 뇌는 포만감을 느낀다.

노년기에는 소화력이 약해지기 때문에 점심 또는 저녁 식사 한 끼를 두 번으로 나누어 식사를 한다. 나이가 많거나 체중이 쉽게 감소하는 사람들은 식사 세 끼에 간식 한 끼를 유지한다. 반면 체중 감량을 원하거나 살이 잘 찌는 체질인 사람들은 아침 식사를 하고 점심 또는 저녁은 한 끼만 먹고 나머지 한 끼는 식사 대신 열량 100칼로리, 당분 3~5g을 넘지 않는 간식으로 대체하는 것이 좋다. (아침 식사는 반드시 챙기도록 한다. 많은 연구에서 아침을 건너뛰면 노화 관련 질병에 걸릴 확률이 높은 것으로 나타났다.) 점심과 저녁 중에 어떤 것을 간식으로 대체할 것인지는 개인의 생활방식에 따라 선택하면 된다. 점심 식사를 건너뛰면 낮 시간에 자유시간이 늘고 좀 더 활력 있는 하루를 보낼 수 있지만, 대신 저녁에 제대로 된 식사를 하게 되므로 특히 역류성 식도염으로 고생하는 사람들의 경우 숙면을 취하기 어렵다는 단점이 있다. 반면, 저녁 식사를 건너뛰면 주로 저녁 시간에 이루어지는 식사 약속에 참석하기 어렵다.

하루 중 식사하는 시간에 제한을 둔다. 100세 이상 노인들의 식습관에서 나타나는 또 다른 공통점은 시간제한 식이, 즉 모든 식사와 간식이 하루 24시간 중 11~12시간 안에 이루어진다는 점이다. 이러한 식이 방식의 효과는 동물실험과 임상시험 모두에서 확인되었다. 보통 오전 8시 이후에 아침 식사를 하고 오후 8시 이전에 저녁 식사를 마친다. '먹는 시간eating window'이 그보다 더 짧아지면(10시간 이하) 체중 감량에는 효과적이지만 식단을 유지하기가 힘들고 담석이 생기거나 심혈관계질환 위험이 증가하는 등 부작용이 있을 수 있다. 또한 잠자리에 들기 3~4시간 전에는 음식물을 섭취하지 않도록 한다.

주기적으로 꾸준하게 단식을 실천한다. 65세 이하 성인의 경우, 몸이 약하거나 영양상태가 나쁘거나 병을 앓고 있는 것이 아니라면 단식에 비해 비교적 높은 칼로리를 섭취하는 단식 모방 다이어트, 일명 FMD를 1년에 두 번 5일간 시행한다. 예로부터 무슬림, 기독교인, 유대인, 불교도 등 많은 종교인들이 여러 가지 형태의 단식을 해왔으나 시간이 지나면서 상당수가 변형되거나 사라졌다. 예를 들어, 무슬림들은 라마단 기간에 해가 떠 있는 동안 단식을 하는 전통이 있지만 근래에 들어 낮 시간에는 단식을 하다가 밤이 되면 폭식을 하는 경우가 잦아졌다. 기독교인들 역시 과거에는 사순절 한 달 동안 엄격하게 음식을 제한했지만 오늘날에는 이를 지키는 사람이 많지 않다. 5일간의 단식 모방 다이어트가 질병의 위험인자와 건강하게 오래 사는 데 미치는 놀라운 효과에 대해서는 6장에서 다룬다.

위 8가지 지침에 따라 적정체중 및 허리둘레를 유지한다. 지난 10년간 유럽의 성인 35만 9천 명을 상대로 종적 연구를 한 결과, 허리둘레와 복부지방은 당뇨병, 고혈압, 고콜레스테롤, 심혈관계질환의 증가와 깊은 연관이 있었다. 허리둘레가 40인치 초과인 남성과 35인치 초과인 여성은 33인치 미만 남성과 27인치 미만 여성에 비해 일찍 사망할 확률이 2배나 높았다. 앞서 제시한 8가지 지침은 내장지방과 체중, 허리둘레를 적정 수준으로 줄이고 유지하는 데에 큰 도움이 될 것이다.

건강수명 늘리는 식단은 기존 식단의 일부를 원래 먹던 것만큼 혹은 그보다 더 맛있는 음식으로 대체하기만 하면 되기 때문에 대다수의 사람들이 쉽게 따라 할 수 있다. 식단관리가 대부분 실패하는 이유는 오랫동안 꾸준히 유지하기에는 지켜야 할 식단이 지나치게 제한적이기 때문이다. 원래 가지고 있던 습관이나 생활방식을 완전히 바꿔야 하기 때문에 실패하기도 한다. 많은 전문가들이 저탄수화물 식단을 권장하지만 북유럽 사람들은 감자를, 이탈리아와 미국 사람들은 파스타를, 아시아 사람들은 쌀을 많이 먹는 데에서 알 수 있듯이 탄수화물은 전 세계인들의 사랑을 받고 있다. 탄수화물이 사망률을 높이고 수명을 단축시킨다 하더라도 대부분의 사람들은 탄수화물을 멀리하는 식단을 오래 유지하지 못한다. 그러나 건강수명 늘리는 식단은 미국인, 유럽인, 아시아인들이 일반적으로 많이 먹는 식단과 크게 다르지 않기 때문에 세계 어느 곳의 사람들도 어렵지 않게 받아들일 수 있다.

지금부터는 우리 연구팀을 비롯한 여러 실험실과 병원에서 진행한 연구 결과를 토대로, 앞서 제시한 지침들이 식단의 효과를 이해하는 열쇠인 장수학의 다섯 기둥에 어떻게 근거하고 있는지를 살펴볼 것이다.

: 첫 번째 기둥: 기초연구/젊음유지연구

사람의 식단을 쥐나 기타 단순한 유기체에 직접 실험해볼 수는 없다. 그러나 기초연구를 통해 음식의 구성성분과 노화 그리고 질병 사이의 연결고리를 이해하는 것은 가능하다. 예를 들어 효모, 파리, 쥐 등 대부분의 유기체에서 단백질이 노화를 가속한다는 사실이 기초연구로 밝혀졌다. 단백질을 섭취하면 쥐의 노화 및 노화 관련 질병의 주범인 IGF-1과 TOR-S6K가 활성화되거나 수치가 증가한다는 사실 또한 기초연구의 성과이다. 여러 가지 식단을 실험한 최근 연구에서는 저단백-고탄수화물 식단을 먹은 쥐가 수명도 가장 길고 건강상태도 향상된 것으로 나타났다. 반면 고단백-저탄수화물 식단을 먹은 쥐는 체중은 감소했으나 수명이 가장 짧았고 건강상태도 제일 좋지 않았다(그림 4-2 참조).

최근 우리는 쥐의 단백질 섭취량을 줄이는 것만으로 흑색종(피부암의 일종-역주)과 유방암 발생률이 감소하고, 만약 종양이 생기더라도 성장속도가 느리다는 사실을 발견했다. 쥐와 단순한 유기체로 실험한 결과, 시간제한 식이와 주기적이고 꾸준한 단식은 수명 연장과 노화 관련 질병 방지에 실제 효과가 있었다. 또한 당분 수치가 높으면 항암치료 중에 심장세포가 손상되거나 쥐가 사망할 확률이 높아진다는 사실이 밝혀져 당분을 많이 섭취하면 세포

가 손상에 취약해진다는 우리의 가설을 확인할 수 있었다. 이처럼 기초연구/
젊음유지연구는 단백질과 당분이 노화 촉진에 미치는 영향을 뒷받침한다.

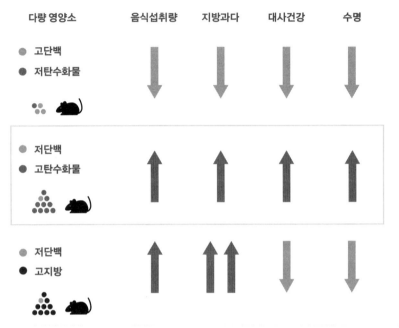

4-2. 저단백-고탄수화물을 섭취한 쥐가 가장 건강하고 오래 생명을 유지한다

: 두 번째 기둥 : 역학

대부분의 대규모 인구조사에서 수명, 질병 예방, 식단(단백질 함량이 낮은
식단, 식물이나 생선 위주의 식단, 복합탄수화물·올리브 오일·견과류가 풍부한 식단)
간에 상관관계가 드러났다. 우리 연구팀이 미국인 6천여 명을 대상으로 역
학연구를 실시한 결과에 따르면, 단백질 함량이 높은 식단을 먹은 사람들은
이 책에서 추천하는 것과 같이 식물성 위주의 저단백 식단을 먹은 사람들보

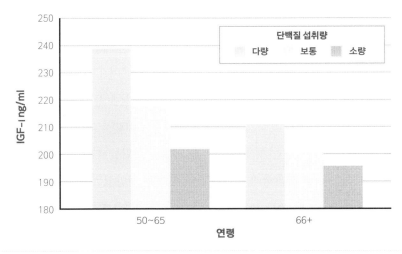

다 노화를 촉진하는 성장인자인 IGF-1(그래프 4-3 참조) 수치가 높았고 전체 사망률이 75% 증가했으며 암으로 인한 사망률은 3~4배나 높았다.

영양 관련 서적인《무엇을 먹을 것인가 The China Study》에서 저자 콜린 캠벨 Colin Campbell이 연령에 상관없이 단백질은 가급적 피하고 식물성 단백질만 약간 섭취하는 것이 좋다고 소개한 것과 달리 저단백 식단의 장점은 65세 이하까지만 해당했다(그래프 4-3 참조). 약 13만 명을 대상으로 진행한 하버드대학교의 역학연구에서도 저탄수화물-고단백-고 동물성 지방 식단이 암과 심혈관계질환으로 인한 전체 사망률을 증가시키는 것으로 나타나 우리 연구팀의 연구 결과와 일치했다. 동일한 인원을 조사한 후속연구에서는(나 또한 공동 저자로 참여했다) 식물성 단백질은 섭취하지 않고 동물성 단백질만 다량 섭취할 경우에도 심혈관계질환으로 인한 사망률이 증가한다는 사실을 밝혔다. 저탄수화물-고 동물성 단백질 식단을 먹으면 당뇨병에 걸릴 확률이 2배 증가한다는 연구 결과도 있었다. 4만여 명을 대상으로 진행된 이 연구도 마찬가지로 우리 연구팀이 얻은 결과와 방향을 같이한다.

그 외에도 혈액 속 IGF-1 수치가 높아지면 유방암, 전립선암 등 각종 암 발생률이 2배 이상 증가한다는 결과에 도달한 역학연구는 매우 많다. IGF-1 수치 조절에서 가장 큰 역할을 하는 것이 단백질 섭취량이며 동물성 단백질의 섭취는 대개 동물성 포화지방의 섭취와도 연계된다는 점을 생각하면 암, 당뇨병 등의 질병과 단백질 및 포화지방 섭취 사이의 연결고리를 다시 한 번 확인할 수 있다. 또한 역학연구는 특정 비타민이 결핍된 사람들에게 여러 질병이 많이 일어난다는 사실을 밝혀내 질병 예방에 있어서 영양섭취가 얼마나 중요한 역할을 하는지 알려주기도 한다. 예를 들어 비타민D가 부족하면 당뇨병, 자가면역질환, 심혈관계질환에 걸릴 확률이 높다.

: 세 번째 기둥: 임상연구

앞서 말했다시피 음식의 구성성분 또는 식단이 수명과 질병에 미치는 영향을 증명하려면 무작위 통제 집단을 대상으로 임상시험을 하는 것이 표준이다. 피험자는 대조군(건강에 특별한 영향을 미치지 않을 것으로 생각되는 식단을 먹는 집단)과 실험군(건강에 이로울 것으로 기대되는 식단을 먹는 집단)에 무작위로 배정된다. 건강수명 늘리는 식단과 일반적인 식단을 비교하는 대규모 임상연구는 아직 진행하지 못했으나 현재 몇 가지 작은 실험을 시작하고 있다.

그러나 기존에 완료된 임상연구 중에서도 앞서 제시한 8가지 식단 지침을 뒷받침하는 결과들이 있다. 예를 들어 20세 이상 70세 이하 성인의 경우, 주기적으로라도 저단백, 채식 위주의 식단을 따르면 노화와 질병의 흔적 및 위험인자가 감소한다는 사실은 이미 확인된 바 있다. (단식과 단식 모방 다이어트는 6장에서 자세히 다룰 것이다.) 또한 스페인에서 진행된 한 실험에서는 심혈관계질환 위험이 있는 사람들을 '건강한 저지방 식단' 집단과 '올리브 오일,

견과류 등 좋은 지방이 풍부한 식단' 집단으로 나누어 비교했다. 그 결과 올리브 오일 또는 하루 30g의 견과류(호두, 헤이즐넛, 아몬드)로 이루어진 지중해식 식단을 먹은 사람들이 심혈관계질환에 걸릴 확률 및 그로 인한 사망률이 낮은 것으로 나타났다. 견과류의 질병 예방 효과는 이미 여러 연구에 의해 증명됐다. 그 외에도 단백질 섭취가 IGF-1 수치를 증가시킨다는 사실을 증명하는 수많은 임상시험 결과들이 단백질, IGF-1, 노화, 암 사이의 연결고리를 뒷받침한다.

무작위 임상시험은 아니었지만, 솔크 연구소 Salk Institute 의 사치다난다 판다 Satchidananda Panda 와 그의 동료들은 하루 동안 음식물을 섭취하는 총시간을 연구하여 그 시간이 수면패턴 및 질병의 위험인자와 연관이 있음을 밝혀냈다. 하루에 12시간 이상 음식을 섭취하는 사람들은 '먹는 시간 consumption timespan'을 12시간 또는 그 이하로 줄이면 다양한 긍정적인 효과를 기대할 수 있다. 한편 복합탄수화물과 좋은 지방이 풍부한 식단은 체중 조절에도 좋다는 사

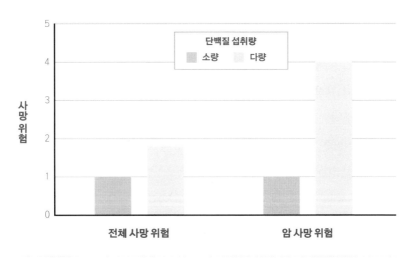

4-4. 65세 이전에 단백질을 다량 섭취하면
전체 사망 위험이 75%, 암으로 인한 사망 위험은 4배 증가한다

실을 증명하기 위해 오키나와 식단과 같이 탄수화물을 어느 정도 포함하고 있는 식단과 저탄수화물(총열량의 10% 이하)-고단백(총열량의 20% 이상)-고지방 식단을 비교했더니 의외로 두 식단의 체중감량 효과는 비슷했다. 그러나 저탄수화물 식단을 먹은 사람들에게는 수분과 단백질의 손실이 많이 일어났기 때문에 줄어든 몸무게는 지방뿐 아니라 수분과 근육이 빠진 것이기도 했다.

: 네 번째 기둥: 100세 이상 노인 연구

일본 오키나와, 캘리포니아 로마 린다, 이탈리아 칼라브리아와 사르디니아의 작은 마을, 코스타리카, 그리스와 같이 세계적으로 100세 이상 노인이 많이 거주하는 지역의 식단에는 다음과 같은 공통점이 있다. (1) 채식을 위주로 견과류와 약간의 생선을 먹는다. (2) 단백질, 당분, 포화/트랜스 지방은 줄이고 (3) 복합탄수화물이 풍부한 콩 등의 식물성 음식을 많이 먹는다. 100세 이상 노인 대부분은 하루에 두 끼 또는 세 끼 식사를 하며 저녁은 가볍게, 그리고 대개는 어둠이 내리기 전 이른 저녁에 식사를 마친다. 또한 다양한 음식을 즐기되 고향에서 흔히 먹는 음식을 위주로 섭취한다. 세월에 따라 식단을 변형해서 먹기도 하는데, 과거에는 고구마가 오키나와 사람들의 주식이었으나 오늘날에는 고구마 소비량이 많이 줄었다.

오키나와

크레이그 윌콕스와 그의 동료들은 전형적인 오키나와 노인들과 미국 노인들의 식습관을 비교했다.

다음의 표에서 볼 수 있듯이 미국 노인들은 오키나와 노인들에 비해 고기 · 가금류 · 달걀을 10배, 과일은 3배를 더 먹는 반면 채소는 1/2배, 곡물은 1/3배밖에 먹지 않았으며 생선 섭취량도 훨씬 적었다.

오키나와 노인	미국 노인
3% 고기/가금류/달걀	29% 고기/가금류/달걀
2% 유제품/해조류	23% 유제품/해조류
34% 채소	16% 채소
6% 과일	20% 과일
12% 대두 등 콩류	〈1% 대두 등 콩류
32% 곡물	11% 곡물
11% 오메가-3가 풍부한 음식(생선 등)	〈1% 생선

출처 : 브래들리 윌콕스 외 저. '칼로리 제한, 전통적인 오키나와식 식단, 그리고 건강하게 노화하기',
〈뉴욕아카데미오브사이언스 학술지Annals of the New York Academy of Science〉, 2007년

4-5. 오키나와 노인과 미국 노인의 식습관 비교

기대 수명 세계 순위	지역	기대 수명	유방암*	난소암*	전립선암*	결장암*	전체암 사망률 (오키나와 대비 %)
1	오키나와	81.2	6	3	4	8	21(0)
2	일본	79.9	11	3	8	16	38 (80%)
4	스웨덴	79	34	10	52	19	115 (547%)
8	이탈리아	78.3	37	4	23	17	81 (368%)
10	그리스	78.1	29	3	20	13	65 (309%)
18	미국	76.8	33	7	28	19	87 (414%)

*100,000명당 암 사망자 수

출처 : 브래들리 윌콕스 외 저. 《오키나와 프로그램Okinawa Program》, 출판사 하모니Harmony, 2002년

4-6. 호르몬 관련 암 발생률

그래프 4-7을 보면 오키나와에서는 암이나 심혈관계질환에 걸리는 사람이 미국이나 일본의 다른 지역보다 훨씬 적다는 사실을 알 수 있다.

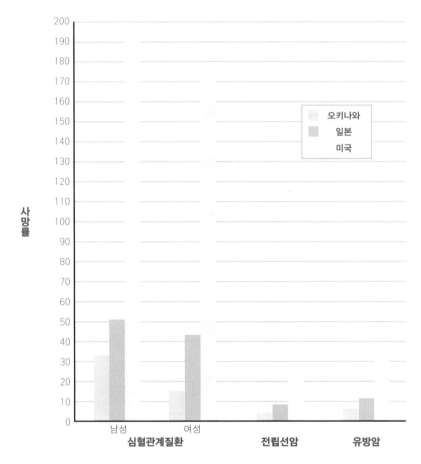

출처 : 브래들리 윌콕스 외 저. '칼로리 제한, 전통적인 오키나와식 식단, 그리고 건강하게 노화하기', 〈뉴욕아카데미오브사이언스 학술지〉, 2007년

4-7. 질병으로 인한 사망률 비교: 오키나와 vs. 일본 vs. 미국

뇌에 일어나는 노화 및 질병 또한 마찬가지였다. 윌콕스 팀이 여러 연령대의 오키나와 사람들을 조사한 결과, 같은 연령대의 미국인보다 치매 환자

가 30~50% 정도 더 적었다.

식단 외에도 오키나와 사람들의 수명을 늘리는 요인이 있을까? 윌콕스 팀은 활발한 신체활동 또한 그들의 장수와 건강의 핵심 요인 중 하나라고 생각했다. 오키나와 사람들은 정원을 돌보는 일부터 무술이나 춤까지 다양한 신체활동을 즐겼다. 장수 인구가 많은 지역인 캘리포니아의 로마 린다, 이탈리아의 사르디니아와 칼라브리아에서 내가 만난 노인들 역시 운동량이 많았다. 운동이 건강과 수명에 미치는 영향에 대해서는 5장에서 더욱 자세히 살펴볼 것이다.

윌콕스 팀은 오키나와 사람들이 매우 영적이며 의사들과 샤머니즘을 잘 믿는다는 사실에도 주목했다. 식단과 수명 연장과의 상관관계만큼 분명하게 밝혀진 것은 아니지만 영적 존재를 믿고 따르는 모습은 장수하는 사람들에게서 자주 나타난다. 또한 종교 등을 갖는 것이 질병을 예방하고 치료하는 데에 효과적일 수 있다는 사실을 밝힌 과학적 연구 사례는 매우 많다. 그러나 전 세계를 돌아다니며 100세 이상 노인들과 이야기를 나눠본 결과, 나는 그들의 공통분모가 영적인 것 그 자체라기보다는 목적의식, 즉 살고자 하는 의지라고 생각한다. 유명한 동료 연구원 하나는 자신의 생각을 이렇게 말했다. "세계 곳곳에 사는 장수인들의 공통점은 강인하다는 거야. 그들은 쉽게 절망하지 않는 전사와 같아서 심지어 자녀들이 먼저 세상을 떠나도 계속해서 살아갈 의지를 놓지 않아." 122세까지 삶을 영위했던 프랑스의 잔 칼망은 딸과 손자보다도 몇십 년을 더 살았다. 그녀는 117세에 담배를 끊었는데 그 이유는 건강을 해치지 않으려는 것이 아니라, 눈이 어두워져 혼자서 담뱃불을 붙일 수 없게 되자 다른 사람에게 도움을 구하고 싶지 않아서였다. 칼망은 다음과 같이 재치 있는 말을 남긴 것으로 유명하다. "내 평생 주름은 하나뿐이라오. 그리고 그마저도 깔고 앉아 있지."

수치상으로 표현하기는 어렵지만, 100세 이상 노인들 중에는 신이나 가족에게서 힘을 얻기보다 삶을 사는 기쁨 그 자체로 살아가는 사람들이 가장 많은 것 같다. 오랜 세월 지속된 지독한 전쟁과 기근이 마침내 막을 내리고 그동안 꿈에서나 바랐던 달걀 한 알을 맛보거나 포도주 한잔을 들이켤 때에 느낄 수 있는 행복처럼 말이다. 다음은 이탈리아로 가서 살바토르와 엠마의 이야기를 들어보자.

이탈리아 몰로치오의 살바토르 카루소

할머니, 할아버지가 세상을 떠난 지도 많은 시간이 흘렀고 이제는 부모님도 거의 찾지 않는 곳이지만, 나는 몰로치오에서 보낸 수많은 여름날들을 늘 잊지 못하여 로스앤젤레스에 정착한 이후로도 계속해서 그곳을 방문했다. 매년 고향인 이탈리아에 갈 때마다 몰로치오에 들른 이유는 순전히 아스프로몬테 산지에 둘러싸인 작은 마을과 그곳에 사는 사람들에게 매력을 느꼈기 때문이었다. 몰로치오에서 만난 어른들에게 들은 어린 시절 이야기로 각종 실험과 역학연구로 알아낸 영양섭취와 수명에 대한 발견들을 확인할 수 있으리라고는 상상조차 하지 못했었다.

2006년 무렵, 부모님의 고향이자 2천여 명이 거주하고 있는 작은 마을인 몰로치오에 살고 있던 삼촌이 살바토르 카루소가 100세가 되었다는 소식을 전해주었다. 처음에는 그게 무슨 대단한 일이냐고 생각했다. 그러나 회계사였던 살바토르가 여러 가지 재미있는 이야기를 많이 들려주기로 유명했다는 사실이 떠올랐다. 그는 심지어 자신의 삶을 기록한 책을 쓴 적도 있었다.

몰로치오에서는 해가 갈수록 100세 이상 인구가 늘어나더니 2010년에는 총 4명이 100세에 이르렀다. 나는 몰로치오에 방문하여 살바토르와 여러 노인들을 만나 그들의 생활방식이나 식단에 대해 묻기 시작했다. 식단과 수명에 대한 소중한 정보도 많이 얻을 수 있었지만 100년에 달하는 인생의 모험, 전쟁 등의 이야기를 몇 초 만에 떠올리는 그들의 능력이야말로 사람들을 놀라게 하고 또 웃게 만드는 훌륭한 선물이었다. 얼마 지나지 않아 나는 몰로치오가 세계에서 100세 이상 인구가 가장 높은 지역 중 하나라는 사실을 깨달았다.

본인 소유의 땅에서 올리브 나무를 돌보던 살바토르는 자신의 신념이 "No bacco, no tobacco, no venere"라고 말하곤 했다. 와인과 담배와 여자를 멀리한다는 뜻의 이 말 때문에 마을 사람들은 살바토르가 재미없는 사람이라고 생각했지만 100세 이상 노인들이 하는 말이 종종 사실과 다르듯, 살바토르는 결혼해서 자녀도 있었고 와인도 즐겨 마셨다. 살바토르의 식단에 대해서는 물어볼 필요가 없었다. 할아버지와 마찬가지로 검은 호밀빵, 올리브, 올리브 오일, 호두, 아몬드, 말린 대구, 토마토와 함께 콩깍지째 먹는 그린빈 등 각종 콩과 채소를 잔뜩 곁들인 파스타 에 바이아네이아를 거의 매일 먹을 것이 뻔했기 때문이었다. 지금도 나는 파스타 에 바이아네이아를 여러 가지로 변형해서 자주 먹는다.

살바토르와 할아버지를 비롯한 몰로치오 사람들이 콩을 많이 먹는 이유는 지역에서 쉽게 구할 수 있기도 했지만 그보다 비싼 식재료를 살 형편이 안된 탓도 있었다. 어떤 음식이 지역의 전통적인 식단으로 자리 잡는 데에는 궁핍과 기근이 중요한 역할을 한다. 몰로치오에서 촬영한 프랑스 TV 다큐멘터리에서 기자가 100세 이상 노인에게 젊은 시절, 일주일에 몇 번 고기를 먹었는지 묻는 장면이 나온다. 처음에 그녀는 질문을 알아듣지 못했다. 딸이 다시 한 번 이탈리아어로 통역해주자 그녀는 웃으며 대답했다. "아, 고기요. 그렇죠, 고기를 먹은 적도 있어요. 친구와 함께 다른 사람의 결혼식에 몰래 숨어 들어가서 먹은 기억이 나네요." 우리는 고기를 먹는 횟수를 일주일 단위로 세는 것에 익숙했기 때문에 어떤 몰로치오 노인들에게는 고기를 먹을 기회가 흔치 않았다는 사실을 떠올리지 못했다.

몇 년 후, 내가 매해 방문하는 또 다른 마법의 장소인 남부 에콰도르의 산동네에 라론 증후군 환자들을 연구하기 위해 갔다가 장수 인구가 유난히 많은 지역에 대해 〈내셔널 지오그래픽(2013년 5월)〉에 실을 기사를 쓰러 와 있던 스티븐 홀 기자와 인터뷰를 했다. 나는 그에게 할아버지가 살았던 마을을 알려주었다. "아픈 곳 없이 오래 사는 사람들을 만나려면 내 부모님의 고향에 꼭 한번 가보세요." 스티븐은 몇 가지 질문을 하더니 아마도 내가 했던 것과 똑같은 생각을 하는 듯 보였다. '장수의 비법이 그렇게 쉬울 리 없을 것 같은데?' 그러나 내 예상과 달리 그는 몇 달 후 몰로치오에서 내게 이메일을 보냈다. "지금 몰로치오에 와 있어요. 2천 명밖에 안 되는 인구 중에 100세가 넘는 사람이 4명, 99세에 이른 사람이 4명이나 된다는 사실을 방금 막 확인했네요." 몰로치오의 노인들은 그가 쓴 기사의 중심 소재로 등장했다.

동료 연구원인 쥬세페 파사리노와 나는 몰로치오의 100세 이상 노인들이 딸이나 아들 가족과 함께 사는 경우가 많다는 중요한 사실을 발견했다. 젊은 세대일수록 현대식 식단을 많이 먹으므로, 자녀와 함께 사는 사람들이 오래 사는 경향이 있다는 사실은 나이가 들어서는 동물성 식재료와 단백질이 많이 포함된 식단을 먹는 것이 장수하는 데에 더 도움이 된다는 뜻이 아닐까 추측했다. 즉, 70세나 80세까지는 채소는 많이, 단백질은 적게 먹고 그 이후에는 단백질 섭취량을 늘리고 달걀, 닭고기, 우유, 특정 종류의 치즈 등 동물성 음식을 먹는 것이 몰로치오 노인들의 노화 지연과 건강 유지의 비결일지도 몰랐다.

이러한 추측은 저단백 식단이 65세 이하에게는 수명을 연장하고 암 발생률을 낮추는 효과가 있지만 66세 이상부터는 도움이 되지 않는다는 우리의 연구 결과와도 맞아떨어진다. 80세가 넘어가면 IGF-1 등 노화 촉진 호르몬의 수치가 현저히 낮아진다. 따라서 노년기에는 암과 당뇨병을 예방하고, 면역체계와 상처 회복에 문제를 일으키는 위험인자를 낮추는 데에 저단백 식단이 미치는 영향이 크지 않을 것이다. 그렇다고 해서 건강수명 늘리는 식단에 복잡한 변화가 필요한 것은 아니다. 65세나 70세까지는 건강수명 늘리는 식단을 따르고 그 이후에는 적정체중과 근력 유지를 위해 단백질을 비롯한 전체적인 영양섭취량을 10~20% 정도로 조금씩 늘려나가면 된다.

이탈리아 베르바니아의 엠마 모라노

이탈리아 베르바니아에 살고 있는 엠마 모라노 역시 내가 좋아하는 장수인이다. 2017년에 117세의 나이로 세상을 떠난 엠마의 기록은 현재까지 이탈리아에서 깨지지 않고 있으며 살아 있을 당시에는 세계에서 가장 나이가 많은 사람이기도 했다. 〈뉴욕 타임스〉 기자는 엠마가 매일 달걀 세 알과 많은 양의 고기를 먹고도 인류 역사상 최장수인 중 하나가 될 수 있었던 이유가 무엇인지 내게 물었다. 기사에 인용된 것과 같이 내 대답은 이러했다. "장수인 100명에게 장수의 비결을 물으면 100가지 대답을 들을 수 있을 거예요."

알고 보니 엠마는 수십 년간 쌀과 미네스트론 등 채식에 가까운 식사를 했으며 달걀과 고기를 많이 먹기 시작한 것은 나이가 들어서부터였다. 무엇보다도 엠마는 100세까지 살 확률을 몇 배 더 증가시킬 수 있는 유전자를 타고났다. 엠마의 어머니는 94세까지 살았고 여동생 한 명은 102세, 남동생은 90세에 세상을 떠났으며 나머지 여동생 2명 역시 98세가 되었다.

연구 결과에 따르면 100세 이상 노인의 자녀들은 고혈압, 뇌졸중·발작, 심장병, 당뇨병 등의 질병이 남들보다 50%가량 늦게 발병했다. 또한 부모 중 한 명이라도 87세까지 살아 있는 사람은 암에 걸릴 확률이 24% 감소했다. 이는 에콰도르의 라론 환자들에게서 나타나는 현상과 비슷하다. 라론 환자들은 몸에 좋지 않은 식습관으로 인해 과체중이나 비만 비율이 높음에도 불구하고 오랫동안 건강한 삶을 유지했다. 또한 엠마는 유전적 요인뿐만 아니라 매우 훌륭한 의사인 카를로 바바를 주치의로 두고 있었다. 지난 30년간 건강을 살펴준 카를로 바바가 엠마의 기록적인 장수에 큰 공헌을 했다는 사실은 의심할 여지가 없었다.

많은 과학자들이 건강수명을 연장하는 유전적 돌연변이와 동일한 효과를 내는 약을 개발하려 노력하고 있지만 아직까지는 많은 시간이 걸릴 것으로 보인다. 따라서 현재로서는 식단관리가 질병 예방과 치료를 위한 가장 강력한 처방일 것이다.

길었던 생애의 많은 부분을 여전히 기억하는 엠마가 제일 많이 입에 올린 사건은 생후 7개월에 죽은 아들 이야기와 전남편에게 학대를 받은 후 짐을 싸서 도망 나온 이야기였다. 두 사건 모두 엠마가 30대 후반일 때 일어났으니 내가 그녀를 만났을 때에는 거의 80년의 세월이 흐른 후였다. 엠마가 자신의 사진앨범에 보여준 강한 집착 또한 인상 깊었다. 가까이 가기만 해도 내 손을 찰싹 때리며 앨범을 건드리지도 못하게 했다. 엠마는 앞으로 남은 긴 인생을 살아가는 데에 그 앨범이 반드시 필요하다고 말했다.

엠마의 삶에 대한 열정은 다른 곳에서도 분명하게 드러났다. 2015년 엠마에게 방문할 때 연구원 한 명이 선물로 스카프를 사 가자고 제안했다. 그러나 나는 엠마가 좀 더 즐길 수 있는 것을 가져가는 것이 좋겠다고 생각하여 과일 케이크를 준비했다. 케이크를 건넸을 때 엠마는 피곤하고 정신이 명한 상태였기에 별다른 말을 하지 않았다. 그녀가 케이크를 별로 좋아하지 않는 것 같아서 스카프가 더 나았겠다는 후회가 들었다. 그러나 우리가 인사를 나누고 있을 때 엠마의 조카가 말하는 소리가 들렸다. "걱정하지 마세요, 이모. 케이크를 저기, 이모 바로 옆에, 베개 가까이에 놔둘게요." 5분 후, 엠마는 매우 맛있게 케이크를 먹기 시작하더니 10분 만에 하나를 전부 해치웠다. 부스러기 하나 떨어뜨리지 않은 채 깔끔하게 케이크를 먹어치운 엠마는 그러고도 수프 한 접시와 달걀 몇 개를 더 먹었다.

사르디니아: 장수의 섬

나는 이탈리아 사르디니아의 누오로 지역에서 100세 이상 노인 연구를 시작한 지 얼마 되지 않았지만, 지아니 페스, 마이클 풀랭, 루카 데이아나와 작가 댄 부에트너가 사르디니아의 장수인들을 연구하여 책을 출간한 덕분에 이 지역은 세계적으로 유명해졌다. 사르디니아 블루존의 어떤 마을들은 100세 이상 노인 비율이 전 세계에서도 가장 높은 편에 속하여 심지어 몰로치오보다 높을 수도 있었다.

요즘 들어 지역 내 장수촌을 홍보하는 곳(특히 러시아와 남아메리카)이 많아졌다. 그러나 대부분은 저널리스트나 여행객을 끌어모으기 위해 지역에서 만들어낸 이야기에 그쳤다. 반면 사르디니아는 인구 통계학자들이 인정하는 장수 기록을 보유하고 있다. 이제쯤 독자들도 예상할 수 있듯이 사르디니아 사람들도 콩, 통곡물빵, 풍부한 채소 등으로 채식 위주의 식사를 했다. 양젖으로 만든 치즈이자 오메가-3가 풍부한 페코리노 치즈 또한 지역에서 많이 생산되는 음식으로 식탁에 자주 올랐다.

로마 린다: 캘리포니아 장수의 땅

로스앤젤레스에서 차로 1시간 반 정도 이동하면 제7일 안식일 재림교회가 나온다. 로마 린다대학교 게리 프레이저Gary Fraser 박사 등의 연구에 따르면 채식주의자인 이곳 교인들의 수명은 다른 캘리포니아 주민들보다 남성의 경우 거의 10년, 여성은 평균 6년 정도 더 길다고 한다. 또한 채식을 하는 교인들 중에서도 하루에 두 번 이상 채소를 먹고 일주일에 견과류 다섯 번, 콩은 세 번 이상 먹는 사람들이 수명도 가장 길고 질병 발생률도 낮은 것으로 나타났다. 이들은 채식주의자라는 것 외에도 저녁 식사는 일찍, 가볍게 먹고 운동을 자주 하며 적정 수준의 체중과 복부지방을 유지한다는 공통점이 있었다. 온갖 다이어트 방법이 난무하는 남부 캘리포니아에서도 많은 양의 채소, 콩, 호두, 아몬드를 12시간 내에 두세 끼로 나누어 먹는 사람들의 수명이 가장 길었다.

: 다섯 번째 기둥 : 복잡한 시스템의 이해

다섯 번째 기둥은 추상적인 개념을 담고 있긴 하지만 확실한 결론을 얻기 위해 반드시 확인해야 할 중요한 기둥이다. 예를 들어, 나이가 들수록 단백질과 음식의 필요 섭취량이 증가하는 현상은 제대로 관리하지 않은 자동차가 노후하면 연비가 감소하는 것과 같다. 이처럼 자동차나 비행기처럼 복잡한 시스템을 이용하면 사람의 노화를 쉽게 이해할 수 있다. 또 다른 사례로, 다양한 영양소를 필요로 하는 인체는 에너지의 원천인 연료뿐만 아니라 브레이크액, 라디에이터 냉각수, 엔진오일 등도 꾸준히 넣어줘야 하는 자동차에 비유할 수 있다. 자동차가 굴러가기 위해서 라디에이터가 꼭 필요한 것은 아니지만 냉각수가 엔진을 식혀주지 않으면 수명이 현저하게 짧아진다.

사람이든 자동차든 필요한 액체가 부족하면, 그게 설령 라디에이터처럼 상대적으로 중요도가 떨어지는 부품에 필요한 것이어도 노화를 가속화하고 심하면 기계 전체가 망가질 수도 있다. 인체에 영양분이 충분히 공급되지 않는 것은 자동차에 엔진오일 등의 액체가 제때 공급되지 않는 것과 같다. 자동차 브레이크와 엔진이 제대로 작동하기 위해서 좋은 품질의 브레이크액과 연료가 필요한 것 또한 인체를 자동차에 비유할 수 있는 좋은 예다. 포화지방을 많이 포함하는 식단처럼 품질이 나쁘거나 잘못된 종류의 액체를 넣으면 자동차의 엔진 등 여러 부품이 손상되거나 빨리 노후할 수 있다. 그리고 이러한 손상이 누적되면 결국엔 자동차가 심하게 고장이 나서 수리를 맡겨야 할 지경이 된다. 노화가 질병을 가져오는 것처럼 말이다.

이처럼 인체를 자동차 등에 비유하면 인체 내에서 일어나는 복잡한 생화학 작용을 단순화할 수 있고 영양소, 영양소의 기능, 노화 그리고 질병 사이의 근본적인 연결고리가 분명하게 드러난다. 앞에서도 말했듯이 단백질, 불포화지방, 탄수화물을 적당량 섭취했을 때에는 몸에 이롭지만 과도한 양의 단백질, 포화지방, 당분은 노화를 촉진하고 인체를 손상시킬 수 있다. 오랜 세월 동안 단백질, 당분, 포화지방을 섭취하기 어려운 환경에서 인류가 진화해왔다는 사실을 생각하면 놀라운 일은 아니다.

: 건강수명 늘리는 식단의 요약

1. 채소 위주로 섭취하되 약간의 생선을 추가한다. 단, 생선 섭취는 일주일에 최대 2~3회를 넘지 않도록 하며 오메가-3, 오메가-6, 비타민 B_{12} 가 풍부한 연어, 멸치, 정어리, 대구, 도미, 송어, 조개, 새우 등(부록B 참조)의 생선이나 갑각류, 연체동물로 수은 함량과 신선도를 따져서 고른다.

2. 65세 이하 성인의 경우, 1일 단백질 섭취량은 몸무게 1kg당 0.7~0.8g 수준으로 제한한다. 체중이 60kg이라면 하루 약 42~48g의 단백질을, 90~100kg이라면 약 60~70g을 섭취하면 된다. 단백질은 병아리콩, 완두콩 등의 콩류로 주로 섭취한다. 65세가 넘으면 그때부터는 근육량 유지를 위해 생선, 달걀, 흰 살코기, 염소나 양에서 나온 유제품 등으로 단백질 섭취량을 약간 늘린다.

3. 동물성 포화지방(붉은 고기, 치즈)과 당분은 최소한으로 줄이고 불포화 지방과 복합탄수화물을 최대한 많이 섭취한다. 통곡물과 토마토, 브로 콜리, 당근, 콩 등의 채소에 올리브 오일(1일 3테이블스푼)과 견과류(1일 약 28g)를 곁들여 먹는다. 2주 치의 식단 샘플은 부록A를 참조한다.

4. 비타민과 미네랄이 풍부한 식사를 하고 3일에 한 번씩 멀티비타민 영 양제로 보충해준다.

5. 이 책의 추천 식재료 중에서 자신의 조상 대대로 익숙한 음식을 선택한다.

6. 몸무게, 나이, 허리둘레를 고려하여 하루 식사 횟수를 두 번 또는 세 번 으로 정한다. (당뇨병 환자는 8장을 참조한다.) 과체중이거나 쉽게 살이 찌 는 체질이라면 아침 식사 한 끼와 점심 또는 저녁 식사 한 끼를 먹고 나 머지 한 끼는 100칼로리 미만에 당분이 낮은(5g 미만) 간식으로 대체한 다. 이미 적정체중을 유지하고 있거나 살이 잘 빠지는 체질이거나 66 세 이상에 정상체중인 사람이라면 하루에 식사 세 끼와 100칼로리 미 만에 당분이 낮은(3~5g 미만) 간식 한 번을 추가하도록 한다.

7. 먹는 시간은 24시간 중 12시간 이내로 제한한다. 만약 첫 식사를 오전 8시에 했다면 저녁 8시 이후로는 아무것도 먹지 않도록 한다. 잠들기 전 3~4시간 전에는 음식물을 섭취하지 않는다.

8. 65~70세가 되기 전까지는 체중 및 건강상태에 따라 6개월에서 1년에 한 번씩 5일간 단식 모방 다이어트를 시행한다(6장 참조). 가능하다면 전문 영양사나 의사에게 상담을 받는 것이 좋다.

9. 적정체중 및 허리둘레에 도달하고 유지할 수 있는 수준으로 위 1번부
   터 8번까지의 지침을 따른다.

운동으로
건강하게
오래
살기

Chapter

5

The

Longevity

Diet!

100세 이상 노인들이
주는 가르침

건강하게 100세에 이른 사람들은 대체로 나이가 들어서도 매우 활동적인 생활을 한다. 물론 예외도 있다. 100세 이상 노인이나 아니면 주변 친척들만 돌아보아도 원하는 대로 먹고 운동도 거의 하지 않는 등 좋지 않은 생활습관을 가지고도 오래 사는 사람들이 눈에 띈다. 알버트 아인슈타인 의과대학Albert Einstein College of Medicine의 니르 바질라이가 뉴욕에 거주하는 100세 이상 아슈케나지 유대인Ashkenazi Jewish(독일 지역에서 유럽 각지로 퍼져나간 유대인–역주)을 연구한 결과, 그들 중 상당수는 몸을 움직이는 일이 거의 없었다. 그럼에도 이들이 장수한 이유는 아마도 유전 때문일 것이다. 수명을 결정하는 데에 있어서 유전이 가장 중요한 요인인 것은 분명하다. 쥐와 인간에게 노화로 인한 질병에서 몸을 보호하는 돌연변이가 있다는 사실은 이미 설명했다. 또한 아무리 완벽하게 식단관리를 하고 꾸준히 운동해도 침팬지는 인간의 평균수명에 절대 가까워질 수 없다. 인간의 DNA를 95%나 공유하고 있지만 침팬지의 수명은 50년을 넘기기도 어렵다. 유전자가 하는 일에 관여하는 것은 우리 능력 밖의 일이다. 그러나 수명 연장을 위해 노력할 수 있는 것 중에서는 식단관리 다음으로 신체활동이 중요하다.

오키나와 어부들은 평생 일을 그만두지 않는다고 한다. 90대 할머니가 익숙한 듯이 머리에 큰 항아리를 이고 춤을 추는 모습을 본 적도 있다. 춤을 추지 않을 때에는 일본 전통악기를 연주한다고 했다. 칼라브리아에 사는 110세의 살바토르 카루소는 매일 과수원까지 걸어가 올리브 나무를 돌보는 일이 얼마나 고되고 많은 노력을 요하는지 들려주었다. 로마 린다의 재림교 장수인들도 빨리 걷기, 체육관 가기 등 운동량이 많은 것으로 유명하다. 세계 각지의 블루존을 조사한 작가 댄 부에트너가 코스타리카 장수인에게 비결을 물었더니 그는 평생 몸을 쓰는 일을 즐긴 것이라고 대답했다고 한다. 나는 장수 인구 비율이 높은 사르디니아의 마을에서 만난 양치기에게 똑같은 질문을 던졌다. 그는 매년 11월마다 집을 떠나 4월 또는 5월까지 양들을 먹이기 위해 더 따뜻한 아래 지역으로 이동한 덕분이라고 했다.

건강하게 오래 살기 위해서는 어떤 신체활동을 하는 것이 이상적일까? 자신이 가장 즐길 수 있고 일정에 무리 없이 매일 할 수 있으며 100번째 생일을 맞이할 때까지 그리고 그 이후로도 꾸준히 할 수 있는 운동이라면 무엇이든 좋다. 오키나와 사람들은 무술, 특히 음악에 맞춰 춤을 추듯 움직이는 태극권을 즐겨 한다. 운동의 종류는 상관없다. 중요한 것은 일주일에 5~10시간은 숨이 차고 땀이 날 때까지 신체의 모든 부분을 움직여주는 것이다.

매주 마라톤을 하라는 것이 아니다. 지나치게 심한 운동은 오히려 몸에 좋지 않다. 앞에서 설명한 '복잡한 시스템의 이해' 기둥을 떠올려보자. 5년 만에 16만km를 주행한 중고차를 누가 사겠는가? 연식은 비교적 새것이지만 주행거리가 지나치게 길다. 타이어를 교체하고 섀시를 도색할 수는 있겠지만 모든 부품을 일일이 교체하는 것은 불가능하므로 지나치게 많이 사용하여 닳은 부품이 어느 날 갑자기 고장 날 수도 있다. 반대로 차고에 가만히 모셔만 두는 것도 결국엔 고장의 원인이 된다.

인체도 이와 같다. 무릎, 골반 등의 관절이 손상되지 않도록 무리하지 않는 선에서 운동을 하는 것이 중요하다. 특히 통증을 느끼는데도 운동을 계속하는 것은 금물이다. 그러나 한 가지, 인체가 자동차보다 나은 점이 있다. 인체에는 적절한 운동과 식단관리를 통해 조직의 복구와 재생을 유도할 수 있는 훌륭한 시스템이 내장되어 있다.

어떤 운동이
좋을까?

건강과 수명을 위한 운동법을 다음과 같이 소개한다.

매일 1시간 동안 빠르게 걷는다. 1시간씩 빠르게 걷기는 비교적 지키기 쉬운 운동법이다. 예를 들어, 직장에서 15분 거리에 있는 카페나 식당을 하나 고른 후 하루에 두 번씩 그곳에 들러야 할 이유를 만든다. 주로 운전해서 다니던 곳을 주말에는 걸어서 가보는 것도 좋다. 나는 매해 USC 학생들을 데리고 3주간 이탈리아 제노바에 간다. 첫째 날에 도시를 한 바퀴 걸으며 투어를 시켜준 뒤, 이후로도 가급적 걸어 다니라고 권한다. 3주가 끝날 무렵 학생들은 도시를 걸어 다니는 것에 익숙해질 뿐만 아니라 걷는 것이 여러모로 즐겁고 기분 좋은 일이라는 사실을 깨닫게 된다.

평일에는 격일로 30~40분씩, 주말에는 2시간씩 자전거 타기, 달리기 또는 수영을 한다. 이를 위해서는 사이클 운동기구와 자전거가 둘 다 있는 것이 가장 이상적이다. 가능하면 야외에서 자전거를 타고, 그러지 못하는 날에는 사이클의 기어를 최대한 높인 후(언덕을 오를 때처럼 페달을 밟기 힘들도록 운동 강도를 조절할 수 있는 기구를 사용한다) 실내에서 운동을 한다. 10분만 지나도

땀이 흐를 것이다. 밖에서 자전거를 탄다면 최소 10~15분은 언덕을 올라야 한다. 평일에는 이틀에 한 번 30~40분씩, 주말에는 2시간씩 자전거를 탄다.

자전거 타기는 관절에 가는 충격이 적기 때문에 달리기보다 몸에 좋을 수 있다. 그러나 건강한 노인들을 장기적으로 연구한 결과에 따르면 장거리 달리기가 관절염을 일으킨다는 인과관계는 확인할 수 없으며 장거리 달리기로 인한 부상도 예상보다 흔치 않았다. 오히려 꾸준히 달리기를 즐기는 사람들 74,752명을 7년간 조사했더니 체중 감량으로 인해 관절염 위험이 감소했다는 결과를 얻은 연구도 있었다.

복잡한 시스템의 이해라는 한 가지 기둥에만 근거해서 생각하면 자전거 타기는 달리기보다 건강한 운동이다. 그러나 두 번째 기둥인 역학연구의 관점에서 보면 달리기도 자전거 못지않게 좋은 운동인 것으로 보인다. 다만 달리기의 긍정적인 효과는 시간에 따라 변할 수도 있고 부상을 입은 사람, 관절이 안 좋은 사람, 오랜 시간 달리기를 해온 사람 등 개인의 상태에 따라서도 달라진다. 따라서 나는 장수를 위한 운동으로 자전거 타기를 가장 추천하지만 상황에 따라 달리기도 좋은 대안이 될 수 있다. 수영 역시 몸에 좋은 운동이지만 장수 효과에 대해서는 달리기에 비해 아직까지 연구된 바가 많지 않다.

근육을 사용한다. 인간은 걷고 달리고 나무와 언덕을 오르며 다양한 근육을 계속해서 사용하도록 진화한 종이다. 그러나 근래에 들어서 사람들은 계단 대신 엘리베이터와 에스컬레이터를 이용하고 걷기보다는 차를 타며 빨래와 설거지는 세탁기와 식기세척기에게 맡기고 식재료는 직접 키우지 않고 마트에서 구매하여 먹는다. 또한 집의 이곳저곳을 고칠 때에는 아무리 사소한 고장이라도 직접 하기보다 사람을 부른다.

그러나 근육은 자주 써줘야 한다. 쓸수록 크기가 커지고 근력 또한 유지 또는 증가할 수 있기 때문이다. 오랫동안 계단을 이용하지 않다가 갑자기 6

층까지 걸어 올라가면 다리가 몹시 아프다. 이때 느끼는 통증은 근육이 약간 손상되었다는 신호이다. 그러나 단백질이 충분히 공급되는 상황에서 근육 손상이 일어나면 '근위성세포'(근육에 손상이 일어났을 때 재생과 성장에 기여하는 성체줄기세포-역주)가 활성화하여 결과적으로는 오히려 근육 크기가 커진다. 따라서 매일 간단하게 근육에 자극을 줘서 손상과 재생을 반복하면 근육 크기를 키울 수 있다. 물론 지나치게 무거운 무게를 들며 근력운동을 하거나 근육이나 연골에 염증이 생겼는데도 운동을 계속하면 근육 손상이 심각해질 수도 있다. 근력운동을 할 때에는 심한 부상을 입는 것도 주의해야 하지만, 통증을 무시한 채 다친 관절에 지속적으로 스트레스를 주면서 느리고 만성적으로 손상을 입히는 것 또한 피해야 한다.

: 운동의 시간과 강도에 따른 효과

건강하게 오래 살려면 운동 시간과 강도를 어떻게 조절하는 것이 좋을까? 운동과 수명의 상관관계에 대한 연구는 대부분 두 번째 기둥인 역학연구 한 가지에만 기초해서 이루어졌기 때문에 운동이 수명 연장에 지대한 역할을 한다고 확고한 결론을 내리기에는 아직 부족하다. 그렇지만 운동과 수명에 대한 연구는 여전히 살펴볼 만한 가치가 있다. 특히 연구 대상자가 수십만 명이 넘는 역학연구일 경우에는 더더욱 그렇다.

운동과 수명 사이의 상관관계를 밝히기 위해 호주에서는 45~75세 사이의 성인 204,542명을 8년 동안 추적 관찰했다. 그 결과 일주일에 150분 이상 적당한 또는 격렬한 운동을 하는 사람들은 전체 사망률이 47% 낮았고 300분 이상 하는 사람들은 54% 낮은 것으로 나타났다. 운동량이 2배 높다고 해서 그 효과도 확연하게 증가하는 것은 아니었다. 가끔씩 격렬한 운동을 하는 사람들의 경우, 운동 효과는 9% 더 증가했다.

가벼운 운동 (~3METs)	적당한 운동 (3~6METs)	격렬한 운동 (6METs~)
천천히 걷기	빨리 걷기 〉1.6km/h	계단오르기/하이킹
천천히 자전거타기	자전거타기16~19km/h	자전거타기19km/h
가벼운활동하며 서있기	정원 돌보기	축구하기
사무실에서 일하기	천천히 조깅하기	조깅하기 〉9.5km/h

5-1. 운동 수준에 따른 신체활동

대사당량(METs, Metabolic equivalent tasks)은 신체활동의 강도를 나타내기 위해 흔히 사용하는 단위다. 1MET는 아무것도 하지 않고 가만히 앉아 있을 때에 소비하는 에너지양으로, 체중 1kg당 1시간에 1kcal를 소비하는 수준이다. 적당한 운동은 안정 상태보다 3~6배의 에너지를 더 많이 소비하고(3~6METs) 격렬한 운동은 6배 더 소비한다(6METs 초과).

또 다른 대형 역학연구로, 미국과 유럽에서 진행된 6개의 연구 결과를 통합하여 총 661,337명의 남성 및 여성(연령 중간값 65세)을 14년 넘게 추적한 연구가 있다. 연구 기간 동안 116,686명이 먼저 세상을 떠났다. 그 결과를 살펴보면 조금이라도 운동을 한 사람은(일주일에 적당한 운동 150분 또는 격렬한 운동 75분 미만) 운동을 전혀 하지 않는 사람보다 사망률이 20% 낮았다. 일주일에 적당한 운동 150분 또는 격렬한 운동을 75분 이상 한 사람들의 사망률은 31%, 적당한 운동 300분 또는 격렬한 운동을 150분 이상 한 사람들은 37%가 감소했다. 앞서 설명한 연구와 마찬가지로 한 주당 운동 시간이 150분인 사람과 300분인 사람 사이에 사망률은 크게 차이가 없었다. 이보다 더 운동량을 늘렸을 때 얻을 수 있는 건강상의 이점은 크지 않으며 최소 권장 운동량보다 10배 많이 운동할 경우 오히려 효과가 반감하는 경향이 나타났다고 이 연구는 밝혔다.

단백질 섭취와
근력운동

근육량을 유지 또는 증가시키려면 단백질을 많이 섭취해야 한다고 알려져 있다. 그러나 몇몇 연구에 따르면 1일 단백질 섭취량은 몸무게 1kg당 0.7g으로 충분하며 그 이상 섭취한다고 해서 근육 성장이 증가하는 것은 아니라고 한다. 또한 근육 합성을 위해서 하루 한 끼는 단백질 30g에 탄수화물 함량이 매우 낮은 식사를 하는 것이 좋다. 특히 벤치프레스, 팔굽혀펴기 등의 근력운동을 하고 1시간 내지 2시간 후에 단백질 30g을 섭취하면 최선의 효과를 낼 수 있다. 연령과 상관없이 자신이 들 수 있는 최대 무게의 60~75%로 운동을 할 때 가장 이상적으로 근육 합성이 일어난다.

운동하는 방법의 요약

- 매일 1시간씩 빠르게 걷는다.
- 에스컬레이터나 엘리베이터 대신 계단을 이용한다.
- 주말에는 먼 거리라도 걸어 다닌다. (공기가 나쁜 지역은 가급적 피한다.)
- 일주일에 2.5~5시간을 적당한 강도로 운동한다. 가끔씩은 운동 강도를 높인다. 운동의 긍정적인 효과는 대부분 처음 2.5시간 동안 나타나므로

그 이상은 선택사항이다.

- 근력운동이나 맨손체조 등으로 모든 근육을 골고루 단련한다.
- 근육 합성을 최대화하려면 비교적 강도 높은 근력운동을 하고 1~2시간 후에 최소 30g의 단백질을 한 끼에 섭취한다.

단식
모방
다이어트로
리셋하는

건강
혁명

Chapter

6

The
Longevity
Diet!

지속 가능한 단식 모방 다이어트,
그 놀라운 효과

1992년에 나는 당시 지도교수였던 로이 월포드가 약 2년간 바이오스피어2에서 칼로리 제한 식사를 한 후 퇴소하는 모습을 보러 애리조나에 갔다. 월포드 교수와 나머지 연구원들의 쇠약해진 모습을 보며 나는 '노화를 늦추고 질병을 막는 데에 저것보다 나은 방법이 분명히 있을 거야'라고 생각했다.

그로부터 10년 후, 암 환자의 정상세포는 보호하고 암세포만 골라 항암 치료를 할 수 있는 방법을 연구하다가 UCLA 박사과정 중에 했던 효모 실험이 떠올랐다. 당 함량이 풍부한 배양액에서 순수한 물만 들어 있는 배양액으로 효모를 옮기자 여러 독소에 대한 방어력이 증가하고 효모의 수명이 2배로 늘어났다. 보통 수준의 칼로리를 섭취하던 쥐에게 물만 주었을 때에도 마찬가지 현상이 나타났다. 그러나 사람과 원숭이는 지속적으로 칼로리를 제한할 경우 면역체계 결핍, 상처 회복 기능 저하, 지나친 저체중, 과도한 스트레스 등의 부작용이 있다는 사실을 알고 있었기에 나는 다음과 같이 고민하기 시작했다. 짧은 기간 단식을 한 후 일반식으로 돌아가도 그 효과가 지속될 수는 없을까? 만약 이것이 가능하다면 단식을 실천하기가 훨씬 쉬워질 것이다. 배고픔을 참는 부담을 최소화하고 단식 시기나 횟수도 개인 상황에 맞춰 결정할 수 있다. 기간은 한 번에 4~5일로, 횟수는 한 달에 한 번을 넘지 않는

선으로 제한하면 부작용도 최소화할 수 있다.

이론상으로는 매우 훌륭한 계획이었지만 암 환자들에게 3일간 물만 마시는 단식을 시험해본 결과, 대단히 성공을 거두었다고 말하기는 어려웠다. 단식의 효과 측면에서는 매우 희망적이었으나 항암치료를 받던 환자들은 극단적인 단식을 버티기 힘겨워했고 의사와 간호사들의 반대 또한 만만치 않았다. (암의 예방과 치료는 7장에서 자세히 다룬다.) 다른 해결책이 필요한 듯 보였다.

쥐를 대상으로 암을 연구한 결과, 단식을 통해 체내 방어력을 높이려면 혈액에 4가지 주요 변화 (1) 성장인자 IGF-1의 수치 감소 (2) 당 수치 감소 (3) 지방이 분해될 때 나오는 부산물인 케톤체의 증가 (4) 성장인자 억제제IGFBP1의 수치 감소가 발생해야 했다.

이러한 변화를 일으키기 위해(단식을 모방하기 위해) 우리 연구팀은 단백질과 당분 함량이 낮고 건강한 지방이 풍부한 식단을 짰다. 영양결핍을 막고 치료 효과를 극대화할 수 있도록 우리가 개발한 여러 영양기술을 덧붙여 활용했다. 이렇게 완성한 식단에 단식 모방 다이어트FMD라는 이름을 붙이고 훗날 프로론이라는 제품으로 개발했다.

사람으로 치면 45세에 해당하는 16개월 쥐에게 3일간 프로론을 시험해보니 그 효과는 놀라웠다.

- 75% 생존수명(최초 개체 수의 75%가 생존해 있는 나이)이 18% 늘춰졌고 50% 생존수명도 11% 증가했다.
- 프로론을 먹지 않은 쥐와 동일한 양의 음식을 먹고도 근육량 저하 없이 체중, 특히 복부지방이 감소했다.
- 노화로 인한 골밀도 감소 정도가 개선되었다.
- 종양 발생률이 거의 절반으로 줄었으며 암에 걸리는 나이도 12개월(사람 나이 60세)에서 26개월(사람 나이 70세)로 늦춰졌다. 또한 비정상

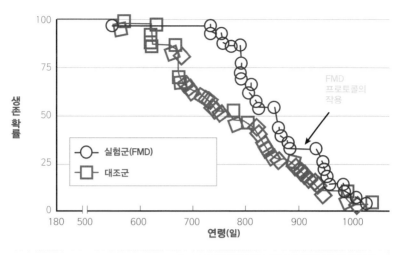

FMD
프로토콜의
작용

생존 확률

연령(일)

- 실험군(FMD)
- 대조군

6-1. 16개월부터 한 달에 두 번씩 FMD를 먹은 쥐

적 병변이 두 군데 이상 나타나는 일이 없었다. 이는 종양이 생기더라도 양성임을 가리킨다.

- 피부 염증질환 발생률이 50% 감소했다.

- 줄기세포 의존성 재생 기전이 활성화하여 면역체계가 회춘하는 현상이 일어났다. 간, 근육, 뇌에서도 재생 활동이 일어났고 여러 줄기세포 수치가 증가했다.

- 인지능력검사 3가지에서 신체 움직임, 학습능력, 기억력 모두 대조군보다 뛰어난 결과를 보였다.

위 실험뿐만 아니라 이후에 소개할 여러 쥐 실험에서도 주기적인 단식이 면역체계, 신경계, 췌장의 줄기세포 의존성 재생을 촉진한다는 사실을 확인할 수 있었다. 단식을 하면 손상된 세포 및 세포 내 구성요소가 파괴되고 줄기세포가 활성화되었다. 이렇게 활성화된 줄기세포는 쥐가 다시 일반식을 시작해도 유지되어 생체 기관 및 시스템을 재생했고 이를 통해 새롭게 생성된 세포는 이전 세포보다 젊고 기능적으로도 뛰어났다. 뿐만 아니라 자가포식(세포 내에서 더 이상 필요 없는 구성요소나 소기관을 스스로 파괴하는 현상) 작용이 일어나서 세포 내에 망가진 부분을 스스로 파괴하고 새롭게 재생산하여 세포가 다시 젊고 건강해졌다.

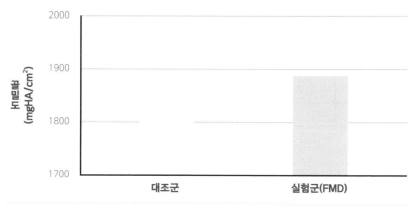

6-2. FMD를 먹은 노령 쥐는 대조군보다 골밀도(mgHA) 감소 정도가 낮았다

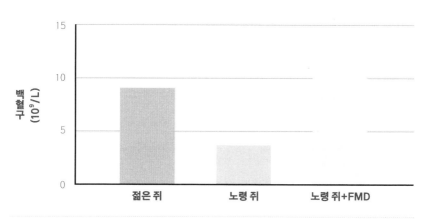

6-3. FMD를 먹은 중간 연령의 쥐는 면역체계가 회춘하는 현상이 일어났다

프로론 FMD:
100명 대상의 임상시험

쥐 연구에서 밝혀진 놀라운 결과에 고무된 우리는 사람에게 적합한 단식 모방 다이어트를 개발했다. 암 환자를 위한 케모리브와 달리(7장 참조) 프로론 FMD는 총열량과 비타민, 미네랄 등의 필수영양소를 충분히 함유하고 있어서 의사와의 상담이 필요하지 않다.

단식의 역사는 수천 년 전으로 거슬러 올라간다. 초기 기독교인들은 사순절에, 무슬림들은 라마단 기간에, 힌두교인들은 일주일에 하루, 단식을 했다. 얼마나 자주 했는지는 알려지지 않았지만 선사시대의 구석기, 신석기 인류도 주기적으로 꾸준하게 단식을 했었다는 사실만큼은 확실하다. 현대에 들어 종교적 단식은 거의 사라졌다. 사순절 40일 동안 칼로리를 제한하다가 마지막 일주일은 물만 마시는 단식을 했던 기독교인들은 이제 거의 사라졌고 절제와 자기 수양의 의미로 라마단 한 달 동안 낮 시간에 단식을 하는 무슬림들은 해가 진 후 폭식을 하는 경우가 많아졌다. 그러나 역사적으로 많은 종교에서 흔하게 행해졌다는 사실은 단식이 유행처럼 스쳐 지나가는 다이어트 방법이 아니라 인류의 역사와 진화 과정의 일부분이라는 것을 가리킨다. 물론 종교적 단식은 과거나 현재에도 건강을 목적으로 하는 것이 아니기 때문에, 단식으로 인한 부담과 안전 문제를 최소화하면서 건강에 이로우려면 단식을 얼마 동안, 그리고 어떻게 해야 하는지 알아낼 필요가 있었다.

최근 '간헐적 단식'이라는 말이 언론에서 널리 쓰이고 있다. 그러나 나는 이 용어에 문제가 있다고 생각한다. '지중해식 식단'이나 '적당량을 섭취한다' 등의 명확하지 않은 표현처럼, 일정 기간 '음식을 자제'하기만 하면 기간에 상관없이 건강에 이롭고 동일한 효과를 얻을 수 있으며 따라서 단식 기간을 12시간에서부터 수주에 이르기까지 마음대로 선택해도 전부 똑같다는 인상을 심어주기 때문이다. 그러나 사실 간헐적 단식은 기간에 따라 그 효과가 매우 다르다. 예를 들어, 당분 연소 모드였던 인체를 지방 연소 모드로 바꾸려면 최소한 2~3일 혹은 그 이상 단식을 유지해야 한다. 재생 작용의 활성화를 촉진하기 위한 단식도 비슷한 기간이 필요하다. 짧은 기간 시행하는 단식도 물론 장점이 있지만 15분 걷기와 마라톤을 같은 운동으로 분류하지 않는 것처럼 기간도, 효과도 다른 단식을 모두 뭉뚱그려서 '간헐적 단식'이라고 부르는 것은 옳지 않다.

캘리포니아 북부에 있는 트루노스 의료센터TrueNorth Health Center와 독일 및 스페인 소재의 부칭거 빌헬미 클리닉Buchinger Wilhelmi clinics에서는 매년 수천 명의 환자들이 의료진의 관리하에 일주일 이상 단식을 시행한다. 덕분에 우리는 장기간 단식 시 필요한 안전수칙 자료를 충분히 얻을 수 있었다. 이곳 환자들은 물만 마시거나(트루노스 의료센터) 하루 섭취량을 몇백 칼로리 이하로 제한하는(부칭거 빌헬미 클리닉) 단식을 했기 때문에 반드시 입원하여 의료진의 점검을 받는 것이 중요했다. 몇몇 의사나 영양학자들은 외래환자들에게도 단식을 할 수 있도록 지원을 했지만 그러기 위해서는 고도의 전문지식이 필요하며 환자가 위험해질 수도 있다.

반면, 5일 코스의 FMD는 다음과 같은 목표로 개발됐다.

1. 병원 밖에서도 안전하게 시행할 수 있도록 충분한 열량을 제공한다.

2. 대부분의 사람들이 즐길 수 있는 음식을 다양하게 제공한다.

3. 4장에서 설명한 것과 같이 100% 채식 위주의 식단을 제공한다.

4. 단식만큼의 효과 또는 그 이상을 보장한다.

동물실험에서 확인한 것처럼 FMD는 다음과 같은 작용을 통해 노화를 막고 건강 향상과 수명 연장을 돕는다.

- 모든 세포가 항노화 상태로 전환되며 방어력이 증가한다.
- 자가포식이 촉진되어 손상된 구성요소가 새것으로 교체된다.
- 여러 생체 기관 및 시스템 내의 손상된 세포가 파괴되고 줄기세포가 활성화되어 새로운 세포가 생성된다.
- 인체의 복부 및 내장지방이 연소한다. 이러한 작용은 일반 식사로 돌아간 후에도 일정 기간 지속된다. (아마도 후성학적 변화로 인해 DNA 및 DNA에 결합하는 단백질에 변형이 일어나기 때문인 것으로 추측된다.)

우리 연구팀은 USC 의료센터에서 무작위로 선정한 100명을 대상으로 FMD 임상시험을 진행했다. 세 달 동안 한 달에 한 번씩 5일간 FMD를 시행한 사람들은 다음과 같이 놀라운 변화를 겪었다.

체중 감량	비만인 피험자의 경우, 체중이 약 3.6kg 이상 감소했으며 특히 과도한 복부지방이 많이 빠졌다.
근육량	체중 대비 근육량이 증가했다.
혈당	공복혈당이 높은 피험자(당뇨병 전단계)는 혈당이 12mg/dL 감소하여 정상수치로 떨어졌다. 공복혈당이 낮은 피험자는 변화가 나타나지 않았다.
혈압	혈압이 약간 높은 피험자는 혈압이 6mmHg 감소했으나 혈압이 낮은 환자는 변화가 나타나지 않았다.

콜레스테롤	콜레스테롤 수치가 높은 피험자는 수치가 20mg/dL 감소했다.
IGF-1(암 발병 위험과 연관 있음)	암 발병 위험이 높은 피험자는 IGF-1 수치가 55ng/mL 감소했다.
C-반응성 단백질 (CRP, 심혈관계질환 위험인자)	CRP 수치가 높은 피험자는 C-반응성 단백질이 1.5mg/dL 감소했으며 이 중 상당수는 정상수치로 떨어졌다.
트라이글리세라이드	트라이글리세라이드 수치가 높은 피험자는 수치가 25mg/dL 감소했다.

6-4. 임의의 피험자 100명이 FMD를 3회 시행한 결과
당뇨병, 암, 심혈관계질환의 위험인자들이 감소했다

세 번째 프로론 FMD가 끝나고 3개월이 지난 후 피험자들의 상태를 다시 확인했더니 체지방, 허리둘레, 혈당, IGF-1, 혈압 등의 감소 효과가 여전히 유지되고 있었다. 즉, 3개월에 한 번씩 FMD를 시행하는 것만으로도 많은 질병 위험을 낮출 수 있다는 것이었다.

내부에서부터
시작되는 재생 효과

45세 부부가 건강한 아이를 낳을 수 있다는 것은 기존 인체의 손상은 전달하지 않은 채 완전히 새롭고 건강한 세포와 생체 기관 및 시스템을 만들 수 있는 정보가 성인 인체 내에 저장되어 있다는 사실을 가리킨다. 그렇다면 이러한 재생 작용을 성인이 된 유기체 내부에서 일어나도록 유도할 수는 없을까?

팔이 안으로 굽는 것인지 모르겠지만 나는 FMD가 최소한의 부작용으로 (어쩌면 부작용이 전혀 없이) 이와 같은 재생 및 자가치유 작용을 일으킬 수 있는 가장 좋은 방법이 아닐까 생각한다. (유튜브에서 내 TED 강연 '단식: 내부에서부터 시작되는 회춘Fasting: Awakening the Rejuvenation from Within'을 시청할 수 있다.) 앞서 설명한 임상시험 결과는 5일 코스의 FMD를 3회 시행하여 겨우 세 달 만에 얻어낸 변화였다. 쥐로 실험한 결과도 그와 일치했다. 손상된 세포 내부가 파괴되고 다시 생성됐으며(자가포식) 손상된 세포가 죽고 새로 교체됐다(재생). 사람과 쥐 모두 FMD를 하는 동안 순간적으로 혈액 내에 순환하는 줄기세포가 증가했다. 여러 생체 시스템에서 재생과 회춘 작용이 일어나는 이유가 바로 이 때문인 것으로 보인다.

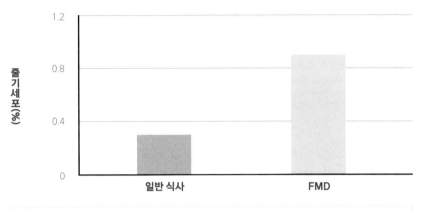

FMD를 하면 유기체는 자신이 굶주리고 있다고 착각을 하여 대부분의 기관 및 시스템 내에 불필요한 요소(단백질, 미토콘드리아 등)를 제거하고 많은 세포를 파괴한다. 그 결과 유기체가 유지해야 할 세포 수가 감소하여 에너지를 절약할 수 있다. 또한 자가포식 작용으로 파괴된 세포와 세포 내 구성요소는 다른 세포를 위한 에너지원으로 사용될 수도 있다. 나무로 만든 아주 오래된 증기 기관차를 떠올려보자. 다음 연료공급처에 도착할 때까지 기관사는 기차에서 가장 오래되고 망가진 나무 의자나 벽을 뜯어 불 속으로 던져서 기차의 무게를 가볍게 하고 기차가 계속 달릴 수 있도록 증기를 생성할 것이다. 불태운 의자는 연료공급처에 도착한 후에 새로 만들면 되는 것처럼, 단식을 하던 사람이 다시 일반식을 시작하면 줄기세포와 전구세포가 복구 및 교체 작용을 활성화하여 단식 중에 파괴되었던 세포, 생체 시스템, 기관을 재생한다.

FMD vs. 약물치료와
줄기세포 치료법

대체치료법을 옹호하는 사람들은 기존 의학은 물론 새롭게 개발된 치료법까지도 피하려는 경향이 있다. 마찬가지로 새로운 치료법 개발에 힘쓰는 의사와 과학자들은 무슨 수를 써서라도 대체치료법과 자연치료법을 거부하는 경우가 많다. 이는 양쪽 모두 바람직하지 않으며 한쪽으로 치우친 태도로는 치료나 예방 효과를 온전히 누리기 어렵다.

암을 치료하기 위해서는 식이요법과 기존 치료법을 병행하는 것이 가장 효과적이라는 사실을 쥐 실험을 통해 확인할 수 있었다(7장 참조). 사람도 마찬가지일 가능성이 높다. 우리 연구팀은 2가지 치료법을 병행했을 때 나타나는 효과를 증명하기 위해 임상시험을 시작한 상태다. 그러나 약물치료와 줄기세포 치료법의 잠재적 가능성이 자가치유 및 자기보존을 촉진하는 자연치료법(식이요법 등)을 대체해서는 안 된다. 이상적으로 말해서, 약물치료 또는 그보다 공격적인 치료법은 자연치료법으로 충분하지 않을 때에만 사용해야 하기 때문이다. 자연치료법은 수십억 년간 이어져 내려온 진화의 산물이기 때문에 대부분의 경우 인체와 잘 어우러지고 부작용도 없거나 매우 적지만, 약물치료 등은 부작용을 동반할 가능성이 높을뿐더러 어떤 부작용은 치료를 시작한 지 몇 년이 지난 후에 나타날 수도 있다.

스타틴이라는 약물은 콜레스테롤 합성 효소인 'HMG-CoA 환원효소'의 활동을 저해하여 콜레스테롤 수치를 낮춘다. 그러나 이러한 접근은 응급처치에 불과하다. 근본적인 원인을 고치는 것이 아니라 원인이 '만들어낸' 나쁜 증상 중 하나를 그저 완화시키는 데에 그치기 때문이다. 한번은 콜레스테롤 전문가에게 이런 질문을 한 적이 있다. "사람에 따라, 필요량보다 더 많이 콜레스테롤을 생산하는 인체가 있는 이유는 무엇인가요? 무엇 때문에 그런 일이 일어나는 거죠?" 그러자 그 사람은 놀람과 동시에 귀찮은 듯한 태도로 대답했다. "글쎄요. 그냥 그런 일이 일어날 뿐이에요."

유기체는 필요 없는 분자 물질을 만드느라 소중한 자원을 낭비하지 않는다. 따라서 콜레스테롤 수치와 심혈관계질환 문제를 올바르게 해결하려면 콜레스테롤의 생성을 막을 것이 아니라 체내에 발생한 문제가 무엇인지, 그리고 콜레스테롤을 필요 이상 합성하도록 지시한 명령체계가 무엇인지를 파악해야 근본적으로 문제를 고칠 수 있다. 단순히 콜레스테롤 합성을 막는 것은 과열된 자동차에 냉각수를 부어 해결하는 것과 같다. 순간적으로 도움은 되겠지만 과열을 일으킨 엔진 자체의 문제는 그대로 남아서 언젠가는 큰 고장을 일으킬 것이다. 실제로 스타틴에 대한 11가지 연구를 분석해보니 스타틴을 복용한다고 해서 사망 위험이 낮아지지는 않았다.

혈당, 콜레스테롤, 혈압 등을 표적으로 하는 대부분의 약물은 이처럼 근본적인 문제를 고치는 것이 아니라 문제가 일으키는 손상을 막는 데에 집중한다. 때때로 약물치료의 효과로 생명을 구하거나 연장하기도 하는데, 그런 경우 역시 부분적으로만 문제를 해결하는 데에 그치기 때문에 새로운 문제를 낳는 경우가 자주 발생한다. 서문에서 생물학자, 의사, 영양학자들이 각자의 지식을 모아 협업하여 연구해야 한다고 강조했던 이유가 바로 여기에 있다. 우리 연구팀은 수년 전부터 여러 의사들에게 다방면으로 도움과 조언을 구하고 있으며 이러한 연구 방식이 언젠가는 임상연구의 표준이 되길 바란다.

콜레스테롤 수치가 약간 높은 45세 남성, 약하게 고혈압 증상이 있는 55세 남성, 85세에 유방암으로 세상을 떠난 할머니를 둔 여성, 이들은 모두 질병에 대해 높은 위험인자를 갖고 있다. 그러나 우리가 최근 진행한 임상연구에 따르면 건강수명 늘리는 식단과 주기적인 FMD로 이러한 위험인자를 낮추거나 되돌리는 것이 가능하다. 약물치료나 줄기세포 치료법을 받을 필요가 없어지거나 치료 강도를 낮출 수도 있다. 약물치료와 줄기세포 치료법에 비해 FMD가 갖는 가장 큰 장점은, 모든 인체에 내장되어 있지만 쉼 없는 음식 섭취 때문에 휴면상태인 기본 기능을 일깨우는 매우 조화로운 방식이라는 점이다. 손상된 세포, 생체 시스템, 기관을 고치고 교체하여 자연스럽게 회춘을 이끌어냄으로써 노화와 식단으로 인한 문제를 되돌려놓는 방법으로는 현재 FMD가 가장 안전하고 확실할 것이다.

이러한 효과를 달성하기 위해 FMD는 수십억 년의 진화를 거치며 숱하게 겪어온 굶주림 상태를 모방하여 배아 형성 과정(정상적인 태아의 성숙 과정)과 유사한 자가치유 작용을 활성화했다. 이 같은 사실은 쥐 실험과 임상시험에서 이미 증명되었다. 1형 및 2형 당뇨병을 앓고 있는 쥐의 췌장에 심한 손상을 입혀 인슐린 결핍을 일으킨 후 FMD를 제공하자 췌장 세포의 재생이 촉진되어 인슐린 생산이 회복됐다. 6장 초반에 설명했듯이 FMD는 공복혈당을 낮추어 당뇨병 전단계 환자의 혈당을 정상수치로 돌려놓기도 했다. 한 달에 한 번씩 세 달간 FMD를 시행한 결과, 혈압, 혈당, 콜레스테롤, 염증 등의 위험인자에 아무런 문제가 없는 사람들은 수치 변화가 나타나지 않았으나 수치가 높았던 사람들은 큰 폭으로 감소했다. 단순히 스타틴으로 콜레스테롤 합성을 막거나 당뇨병 약으로 혈당을 떨어뜨리는 것이 아니라 신체 손상과 그 저변에 깔려 있는 근본적인 문제를 해소하는, 진정한 의미의 회춘이라 할 수 있다.

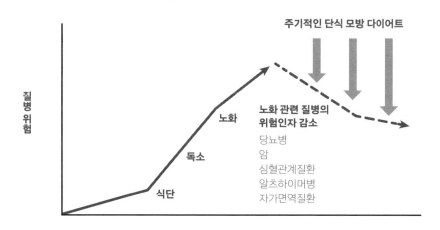

주기적인 단식 모방 다이어트

질병 위험

노화

독소

식단

노화 관련 질병의
위험인자 감소
당뇨병
암
심혈관계질환
알츠하이머병
자가면역질환

6-6. FMD의 회춘 효과

단식 모방 다이어트

이제부터 FMD에 대해 간략하게 소개하려 한다. FMD는 USC 켁 메디컬 센터에서 100명의 환자에게 임상시험을 하여 그 효과 및 안전성을 확인했으며 현재 미국 및 영국에서는 수천 명의 의사들이 FMD를 추천하고 있다. 지금까지 최소 1만여 명의 환자들이 프로론 FMD를 진행했으나 큰 부작용이 보고된 사례는 없었다. 여기서는 구체적인 조리법과 식단을 다루기보다 독자들이 의사와 전문 영양사의 도움을 받아 식단을 짤 수 있도록 전반적인 정보만 제공한다. 실제 엘-누트라에서 임상시험을 거쳐 상품화한 FMD는 다음에서 설명하는 것보다 훨씬 복잡하며 쉽게 구하기 어려운 재료로 정확한 구성과 용량으로 이루어져 있고 환자의 체중에 따라 섭취량을 알려주는 설명서도 포함하고 있다. 환자들은 집에서 임의로 짠 FMD는 효과는 없이 위험하기만 할 수 있으므로 프로론 FMD를 활용하기를 강력하게 권장한다. 또한 엘-누트라는 통합치료법을 전문적으로 다루는 의사 및 전문 영양사 네트워크를 구축하고 있다. www.prolonfmd.com 그리고 내 페이스북 페이지 @profvalterlongo에 방문하면 더 많은 정보와 자료를 확인할 수 있다. (앞서 말한 것처럼 나는 프로론 판매로 어떠한 금전적 이득도 얻지 않는다.)

이런 사람에게 FMD를 추천한다

정상체중을 가진 18세부터 70세의 건강한 성인은 FMD를 할 수 있다. 그러나 장기적인 단식이 맞지 않는 유전적 돌연변이를 가진 경우가 있을 수 있다. 약간 기운이 없고 피곤하거나 두통이 생기는 것 외에 다른 부작용이 느껴진다면 의사와 상의하도록 한다. 즉각적인 증상 완화를 위해 과일주스를 조금 마신다.

이런 사람에게는 FMD를 추천하지 않는다

- 임신한 여성
- 저체중이거나 체질량지수BMI, body mass index가 매우 낮거나 거식증을 앓고 있는 사람
- 70세 이상 노인(단, 건강상태가 월등하게 뛰어나며 의사가 동의할 경우에는 FMD가 가능할 수도 있다.)
- 허약한 사람
- 간이나 신장질환이 있는 사람
- 질병을 앓고 있는 환자는 반드시 주치의의 동의를 얻어야 한다. 암, 당뇨병, 심혈관계질환, 자가면역질환, 퇴행성 신경질환 등을 앓고 있는 환자는 해당 분야 전문의와 FMD 또는 치료 목적의 단식에 대해 전문지식을 갖고 있는 영양사와 먼저 상의하여 동의를 구하는 것이 중요하다. 환자에게 더 이상 시도해볼 다른 치료법이 없고 충분한 임상시험과 FDA 승인 절차를 기다릴 여유가 없는 경우라면, 임상시험의 일환으로 질병

치료 목적을 위해 FMD를 시도할 수 있다.

- 약물을 복용 중인 환자는 FMD 사용에 대해 전문지식을 가진 영양사 또는 의사의 조언을 구해야 하며 주치의의 동의 없이 FMD를 진행할 수 없다. 대부분의 약물은 FMD와 병행해도 무방하지만 일부는 심각한 부작용을 일으킬 수 있다.
- 고혈압으로 약을 복용 중이거나 혈압이 낮은 환자는 의사의 동의 없이 FMD를 진행할 수 없다.
- 흔한 경우는 아니지만, 유전적 돌연변이로 인해 글리세롤과 아미노산에서 포도당을 합성(포도당신생합성, gluconeogenesis)할 수 없는 환자는 FMD에 적합하지 않다.
- 훈련 또는 경기 중인 운동선수는 FMD에 적합하지 않다. FMD 동안에는 혈액 내 포도당이 충분하지 않으므로 근육 사용량이 많으면 기절할 위험이 있다.

기타 주의사항

1. 인슐린 등 혈당을 낮추는 약과 FMD를 병행하는 것은 매우 치명적일 수 있으므로 절대 금물이다. FMD를 종료한 후에도 환자의 혈당 수치는 정상수치보다 낮으므로 여전히 인슐린에 민감할 수 있다. 당뇨병 환자가 FMD를 하는 것은 위험할 수 있으므로 임상시험의 일환으로만 진행하기를 권한다. (앞으로 진행 예정인 임상시험에 대한 정보는 내 페이스북 페이지 @profvalterlongo에서 확인할 수 있다.)
2. FMD 중에는 뜨거운 물로 오랫동안 샤워해서는 안 되며 더운 날씨에는 특히 주의해야 한다. 기절할 위험이 있을 수 있다.
3. FMD로 인해 어떤 변화가 생기는지 확인하기 전까지는 조심해서 운전하며, 가능하면 아예 운전대를 잡지 않는 것이 좋다.

4. 위험 상황 발생 시 도와줄 사람이 함께 있을 때에 FMD를 진행하는 것이 좋다.

횟수 및 주기

의사 또는 전문 영양사의 조언을 받아 결정하는 것이 이상적이지만 일반적으로 추천하는 횟수 및 주기는 다음과 같다.

1. 당뇨병, 암, 심혈관계질환, 퇴행성 신경질환에 대해 적어도 둘 이상의 위험인자를 가진 과체중 또는 비만 환자의 경우, 한 달에 한 번 FMD를 진행한다.
2. 당뇨병, 암, 심혈관계질환, 퇴행성 신경질환에 대해 적어도 둘 이상의 위험인자를 가진 정상체중 환자의 경우, 두 달에 한 번 FMD를 진행한다.
3. 당뇨병, 암, 심혈관계질환, 퇴행성 신경질환에 대해 적어도 하나 이상의 위험인자를 가진 정상체중 환자의 경우, 세 달에 한 번 FMD를 진행한다.
4. 신체활동이 많지 않으며 식단에 특별히 신경을 쓰지 않는 건강한 성인의 경우, 네 달에 한 번 FMD를 진행한다.
5. 정기적으로 신체활동을 하며 이상적으로 식단관리(4장 참조)를 하는 건강한 성인의 경우, 여섯 달에 한 번 FMD를 진행한다.

시작 시기

일요일 밤에 시작하여 금요일 밤에 끝나는 일정으로 FMD를 진행하는 경우가 많다. 그러나 이는 특별한 이유가 있는 것이 아니고 순전히 사회적인 활동을 고려하여 금요일 밤부터 보식을 하고 토요일 밤에는 일반 식사로 돌아가기 위한 것이다.

FMD를 시작하기에 앞서 최소 일주일 전부터는 건강수명 늘리는 식단으로 식사하기를 권한다. 가급적 채소와 생선으로 몸무게 1kg당 1일 0.7g의 단백질을 섭취하고 준비 기간 일주일 동안 오메가-3와 멀티비타민 영양제를 적어도 2회 복용한다(4장 참조).

FMD 가이드

1일 차 1,100칼로리	복합탄수화물 500칼로리 섭취(브로콜리, 토마토, 당근, 호박, 버섯 등의 채소) 건강한 지방 500칼로리 섭취(견과류, 올리브 오일) 멀티비타민 및 미네랄 영양제 보충 1회 오메가-3/오메가-6 영양제 보충 1회 설탕을 첨가하지 않은 차(하루에 3~4컵까지) 식물성 단백질, 특히 견과류에서 단백질 25g 섭취 물은 제한 없음.
2~5일 차 800칼로리	복합탄수화물 400칼로리 섭취(브로콜리, 토마토, 당근, 호박, 버섯 등의 채소) 건강한 지방 400칼로리 섭취(견과류, 올리브 오일) 멀티비타민 및 미네랄 영양제 보충 1회 오메가-3/오메가-6 영양제 보충 1회 설탕을 첨가하지 않은 차(하루에 3~4컵까지) 물은 제한 없음.
	위 식단을 아침 섭식, 저녁 식사 세 끼로 나누거나 식사 두 끼, 간식 한 끼로 나눠 어 먹는다.
6일 차 보식	5일간의 FMD가 끝난 후 24시간 동안은 복합탄수화물(채소, 시리얼, 파스타, 쌀밥, 빵, 과일 등) 위주로 식사하고 고기, 포화지방, 페이스트리, 치즈, 우유 등은 최소화한다.

무엇을 기대할 수 있는가

부작용

- 기운이 없다고 느낄 수 있다. 그러나 어떤 사람들은 오히려 힘이 넘친다고 느끼기도 한다.
- 가벼운 혹은 중간 정도의 두통을 호소할 수 있다. 이러한 증상은 대개 4일 또는 5일 차에 많이 완화되며 2차 또는 3차 FMD 진행 시에는 완전히 사라질 것이다.
- FMD 시작 후 처음 며칠간은 매우 허기가 질 것이다. 이러한 증상은 4일 또는 5일 차에 상당히 사라지며 2차 또는 3차 FMD 진행 시에는 첫날부터 불편함을 느끼지 못할 것이다.
- 약간의 요통이 있을 수 있으나 일반식을 시작하면 사라진다.

기대 효과

FMD를 하는 동안 혹은 종료한 후에는 줄기세포 활성화, 복부지방 감소, 질병의 위험인자 감소 외에도 다음과 같은 효과가 나타났다.

- 광채 나는 동안 피부가 된다.
- 집중력이 좋아진다.
- 일반 식사로 돌아간 후에도 폭식을 자제할 수 있다. 당분과 칼로리를 과도하게 섭취하는 일이 줄어들고 커피, 술, 디저트 등을 지나치게 많이 먹으려는 욕구가 적어진다.

지금까지 건강수명 늘리는 식단과 FMD가 무엇인지, 어떻게 그리고 왜 효과가 있는지 살펴봤다. 이제부터는 구체적인 질병을 예방, 지연, 치료, 심지어 완치하려면 건강수명 늘리는 식단과 FMD를 어떻게 활용해야 하는지에 대해 자세히 설명하려 한다. 다음 다섯 장에서는 암, 당뇨병, 심혈관계질환, 퇴행성 신경질환(특히 알츠하이머병), 자가면역질환으로 고통받는 환자들 또는 해당 질병에 높은 위험인자를 갖고 있는 사람들을 돕기 위해, 나를 비롯한 전 세계 연구원과 의사들이 식단과 질병 사이의 강력한 연결고리를 파악하고자 연구한 결과들을 깊이 다뤄볼 것이다. 이 책이 가능한 많은 사람들에게 자신의 건강을 돌볼 수 있도록 하는 데에 도움이 되기를 바라며, 이 책에서 소개하는 통합적이고 비용도 저렴한 접근 방법으로 기존의 표준 치료법을 보완할 수 있기를 바란다. 제일 먼저 암과 관련된 놀라운 변화들을 살펴보도록 하자.

영양
섭취와
단식
모방
다이어트로

암 예방 및
치료하기

Chapter

7

The
Longevity
Diet!

이번 장을 검토해준 종양 전문의이자 USC 노리스 종합 암센터Norris Comprehensive Cancer Center 부교수인 타냐 도프Tanya Dorff, 제노바대학교 산 마르티노 병원San Martino Hospital 내과 및 노인의학 의사이자 부교수인 알레시오 넨치오니Alessio Nencioni, 로마 사피엔자 대학교Sapienza University 임상의학 교수인 알레산드로 라비아노Alessandro Laviano에게 감사 인사를 드린다.

암세포 표적치료를 돕는
단식의 힘

병리학, 면역학, 신경생물학을 공부하고 연구했던 대학원생 시절은 과학적
발견을 실질적인 의학적 치료법으로 변환하는 데에 집중하는 시기였다. 이
것을 목표로 15년 전 나는 내 연구 주제의 상당 부분을 임상연구로 돌렸다. 2
장에서 이야기한 것처럼 로스앤젤레스 소재의 어린이병원에서 암으로 고통
받는 아이들을 만난 일이 계기가 되었다. 당시 의학계는 DNA와 세포에 일어
난 손상이 암세포에 미치는 영향에 대해서는 깊이 이해하고 있었으나 정상
적인 세포를 보호하는 방법에 대해서는 거의 아무것도 알지 못했기에 나는
거기에 초점을 두고 연구하기로 결심했다.

　쥐를 대상으로 진행한 최초의 암 연구(2장 참조)는 미생물로 했던 실험을
거의 그대로 가져온 것과 다름없이 매우 단순했다.

　우리 연구팀의 박사 후 연구원인 파올라 파브리지오Paola Fabrizio와 나는 효
모를 표본 유기체로 활용하여 노화 촉진 유전자를 찾는 연구로 여러 편의 논
문을 썼다. 또 다른 연구원인 마리오 미리솔라Mario Mirisola는 노화를 촉진하고
세포를 약화하는 유전자와 특정 영양소 간의 관계를 파악할 수 있도록 도와
주었다. 놀랍게도 세포를 약화하는 유전자는 암의 핵심 원인이 되는 유전자
와 일치하는 종양 유전자oncogene이었다.

돌연변이로 인해 암세포 내의 특정 유전자가 변형되면(즉, DNA 서열이 변하면) 종양 유전자가 된다. 이러한 변화가 일어난 암세포는 세포분열을 멈추라는 신호가 와도 무시한 채 필요한 횟수를 넘어 계속해서 세포분열을 한다. 또한 종양 유전자는 세포를 약화하여 독소의 공격에 더욱 취약해지도록 만든다. 종양 유전자가 생긴 세포는 체내의 명령체계에 불응하여 성장을 계속하는 특징이 있기 때문이다.

내가 암을 연구하기 시작했을 때 다른 연구원들은 모두 암세포만 골라 파괴할 수 있는 마법의 총알을 찾고 있었다. 그러나 나는 새로운 아이디어를 떠올렸다. 언제 처음 그런 생각을 했는지는 잊어버렸지만 노화를 연구하는 동료에게 전화를 걸어 내 생각을 이야기하던 날은 기억이 난다. "정상적인 세포와 암세포를 골라낼 방법을 찾은 것 같아." 나는 그녀에게 말했다. "열쇠는 마법의 총알이 아니라 마법의 '방패'야." 그녀는 내 이야기를 그다지 진지하게 받아들이지 않는 듯했다.

훗날 '스트레스 저항성의 차이'라고 불리는 이 이론은 유기체가 굶주리는 상황에 처하면 성장을 멈추고 방어력을 높여 '방패'를 든다는 사실에 주목했다. 반면 종양 유전자는 명령체계를 따르지 않고 굶주린 상태에서도 성장을 계속한다.

로마와 카르타고 사람들이 비슷한 갑옷을 입고 서로 섞인 채 전투하는 현장을 상상해보자. 로마 전사를 피해 카르타고 전사만 공격하는 마법의 '화살'(또는 '총알')을 찾는 것이 일반적인 암 치료법의 접근 방식이다. 그러나 50m 밖에 서 있는 궁수의 눈으로 전사들을 구분하기란 여간 까다로운 일이 아니다.

만약 화살을 쏘기 전에 궁수가 라틴어로 무릎을 꿇고 방패를 높이 들라고 소리친다면 어떨까? 로마 전사들은 지시를 알아듣고 미리 피할 수 있지만 카르타고 전사들은 그대로 서서 날아드는 화살에 노출될 수밖에 없을 것이다.

이 상상 속 이야기에서 로마군은 정상 세포, 카르타고군은 암세포, 궁수는 종양 전문의, 화살은 항암약물치료로 비유할 수 있다. 항암치료용 약물을 주입하기 전에 환자의 식사를 제한하면 정상 세포는 굶주림에 반응하여 방패를 든다. 그러나 명령체계를 무시한 암세포는 공격에 그대로 노출되어, 정상 세포가 입는 손상은 최소화하면서 암세포만 제거할 수 있게 되는 것이다.

처음에 종양 전문의들은 암 환자들의 식사를 제한하자는 내 제안에 난색을 표했다. 항암치료 중에는 환자의 체중이 감소하는 경우가 많아 오히려 음식 섭취량을 늘리도록 권해왔기 때문이었다. 임상시험을 하도록 승인을 받으려면 쥐 실험으로 먼저 설득력 있는 결과를 얻는 것이 필요해 보였다.

로스앤젤레스에 있는 내 연구실 소속 대학원생인 장한 리와 제노바의 연구원인 리치아 라파겔로에게 간단한 실험을 부탁했다. 암에 걸린 쥐에게 항암치료를 받기 전 2~3일 동안 물만 주도록 하는 것이었다.

결과는 놀라웠다. 단식을 했던 모든 쥐가 강도 높은 항암치료 끝에도 살아남아 건강하게 활동했다. 반면, 평소대로 음식을 섭취했던 쥐는 항암치료가 끝나자 아프고 움직임이 거의 없어졌다. 몇 주 후, 단식을 하지 않은 쥐는 65%가 사망했으나 단식한 쥐는 대부분이 생존했다. 항암치료 약물을 바꿔서 같은 실험을 여러 번 반복해보아도 결과는 같았다. 바라던 대로, 그리고 예상했던 대로, 굶주린 상태에서 정상 세포는 '여러 가지 스트레스에 대한 저항성multi-stress-resistance', 즉 다양한 독소에 대한 방어력이 증가했으나 암세포에서는 아무런 변화도 일어나지 않았다. 암을 치료하는 데에 있어서 이와 같이 접근하는 방식이 임상적으로도 굉장한 잠재력을 가지고 있다는 사실은 분명하지만 의사들에게 임상시험의 기회를 얻어내는 것은 여전히 쉽지 않은 실정이다.

이쯤에서 동물실험에 대해 한번 짚고 가면 좋을 것 같다. 나는 가끔씩 동물운동가들에게서 어째서 쥐들이 연구 목적으로 고통받고 죽어가야 하냐고 항의하는 이메일을 받는다.

내 대답은 이렇다.

첫째로 우리는 대부분의 실험을 가급적 쥐가 아닌 세포와 미생물로 하고 있다. 그러나 사람에게 임상시험을 하려면 쥐로 먼저 실험하는 것 외에 다른 방법이 없다.

강제로 단식을 시키는 것이 잔인하다는 지적에 대해서는, 쥐도 사람처럼 며칠간 음식 없이 살아도 아무런 문제가 없다는 점을 말하고 싶다. 사실 단식을 한 쥐는 수명이 늘어나고 건강이 좋아지며 질병에 걸릴 확률이 낮아지므로 오히려 득을 본 셈이기도 하다. 항암약물치료가 고통스러운 것은 사실이다. 이에 대해서는 나도 고민이 많다. 도덕적으로 옳지 않은 것처럼 느껴지기 때문이다. 그러나 다른 대안을 찾지 못했다.

우리는 임상시험에 앞서 반드시 필요한 정도로 최소한의 동물실험만 진행한다. 또한 대부분의 연구는 환자에게 몹시 위험하고 치명적인 말기 질환의 치료를 목표로 한다.

몇 년 전 나는 다음과 같은 질문으로 동물운동가에게 답장을 보냈다. '당신의 자녀, 형제, 부모님이 죽어가고 있다면, 그리고 그 또는 그녀의 생명을 구할 수 있을지 모를 유일한 치료법에 먼저 동물실험이 필요하다면 그때는 동물실험을 받아들일 것인가요? 아니면 사랑하는 사람이 죽어가는 것을 그저 지켜볼 것인가요?'

이러한 물음에도 많은 동물운동가들이 여전히 반대할 것임을 알지만 나는 그들에게 솔직해지라고, 그리고 동물실험의 결과가 무엇인지를 고려해달라고 부탁하고 싶다. 어떠한 상황에서도 동물실험을 용납하지 않는다면, 매우 치명적인 질병을 고칠 수 있는 치료법을 개발하기 위한 것조차 반대한다면 그들은 아스피린과 항생제를 포함한 어떠한 약도 복용해서는 안 되며 가족들에게도 똑같은 행동을 요구해야 할 것이다.

나는 동물실험이 주요 질병이나 치명적인 말기 질환을 치료하기 위해 임상시험을 진행하기 전 단계로만 활용되어야 한다고 믿는다. 이보다 좋은 방법이 나타나지 않는 이상 안타깝게도 동물실험은 필요악일 수밖에 없다.

암에 걸린 쥐
치료하기

암과의 싸움을 또다시 전쟁 이야기에 대입해보자. 1812년 나폴레옹은 45만 명이 넘는 군사를 이끌고 러시아군을 침범했다. 그러나 러시아군은 모스크바로 향하는 프랑스군과 맞서 싸우는 대신 자진해서 마을을 불태우고 후퇴했다.

나폴레옹은 놀라고 당황했다. 프랑스군이 러시아에 넘어온 것은 6월이었으나 12월이 되도록 러시아군은 전투를 거부했다. 프랑스군을 약하게 만들기 위한 전략적 후퇴였다. 겨울이 되자 나폴레옹의 군사들은 몇 달간의 굶주림과 살을 에는 듯한 추위로 약해질 대로 약해졌고 이때를 노린 러시아군의 공격으로 완전히 패하고 말았다. 이 전쟁으로 프랑스군 40만 명이 목숨을 잃었다.

마치 나폴레옹이 이끄는 군대처럼 암세포는 멈춰야 할 순간에도 계속해서 전진한다. 이 같은 태도는 생존하기 위해 엄청나게 많은 양의 영양분을 필요로 한다. 의사들은 암 환자에게 주로 "든든하게 드세요"라고 조언하며 때로는 "평소보다 많이 드셔야 합니다" 하고 권한다. 직관적으로는 맞는 말인 것처럼 들린다. 1812년 여름, 배부른 나폴레옹 침략군이 모스크바에 도착한 순간 바로 교전을 시작하는 것이 러시아군 입장에서 더 좋은 방법으로 느껴지는 것처럼 말이다. 그러나 러시아군이 승리를 거둘 수 있었던 이유는 프랑스군이 추위와 굶주림으로 약해질 때까지 기다렸기 때문이었다. 이와 마찬가지로 암세포는 단식으로 굶주렸을 때에 항암약물치료의 공격에 가장 취약하다.

굶주림으로 무장한 '마법의 방패'라는 아이디어를 떠올린 나는 진화생물학 기초 수업에서 배운 것을 기억해냈다. 유전적 돌연변이(DNA 서열 변화)의 대부분은 유해하지만 그로 인한 부정적인 결과는 대개 특정 조건하에서만 일어난다는 것이었다. DNA 서열에 돌연변이가 일어난 암세포는 성장 능력이 향상될지는 몰라도 바로 그 성장 능력 때문에 굶주림과 항암약물치료의 이중 공격과 같이 혹독한 환경에서는 오히려 살아남기가 어려워진다.

이러한 이론이 실제로도 통할까? 우리 연구팀뿐만 아니라 여러 다른 연구원들이 진행한 동물실험에서도 단식이 정상적인 세포를 보호하고 악성 흑색종, 유방암, 전립선암, 폐암, 대장암, 신경아세포종 등 각종 암에 대한 항암약물치료의 효과를 높인다는 사실이 확인됐다. 많은 경우, 단식(또는 단식 모

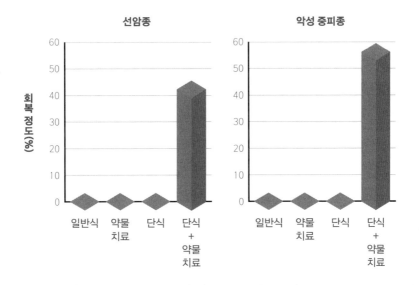

7-1. FMD와 항암약물치료로 인한 폐암의 회복 정도

방 다이어트)은 약물치료만큼이나 암과 싸우는 데에 효과적이었다. 그러나 한 가지 전략만 사용해서는 최선의 결과를 낼 수 없으며 단식과 약물치료를 병행할 때만이 영구적인 치료 효과를 기대할 수 있다. 쥐 실험 결과에 따르면, 단식과 약물치료를 병행하자 암이 상당히 전이되어 말기에 이르렀을 때조차 완치가 가능했다. 모든 쥐가 완치된 것은 아니지만 각종 암에 대해 약 20~60%의 완치율을 보였다.

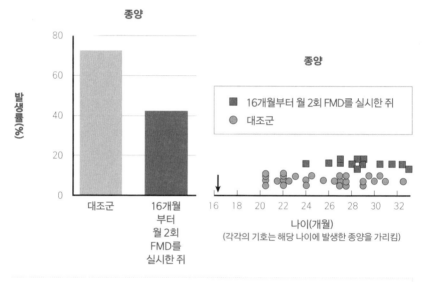

7-2. FMD를 실시한 쥐는 암이 완화되거나 병의 진행이 느려졌다

FMD와 면역체계로
암세포 죽이기

암을 치료하고 때로는 완치할 수 있는 새로운 치료법 중에서 가장 가능성이 높은 것은 면역체계에 의존하여 암세포를 죽이는 방법인 면역치료일 것이다. USC에서 진행한 연구에서 FMD가 면역치료와 동일한 효과를 보일 수 있는 방법이라는 것을 확인했다. 유방암과 피부암으로 실험한 이 연구에 따르면 FMD는 2가지 중요한 기능을 수행했다. (1) FMD는 암세포를 약화시키고 면역세포가 가지고 있는 암세포를 보호하는 방패를 제거했다. (2) FMD는 면역체계를 새롭게 개선하여 암세포에 대한 공격력을 높였다.

: FMD와 항암약물치료에 함께 쓰이는 스테로이드

프레드니솔론prednisolone, 메틸프레드니솔론methylprednisolone, 덱사메타손dexamethasone 등과 같은 코르티코스테로이드corticosteroid는 항암약물치료와 자주 병행하여 쓰이는 스테로이드 계열 물질이다. 최근 우리는 코르티코스테로이드 덱사메타손이 혈당을 높임으로써 독소루비신doxorubicin이라는 항암치료용 약물의 독성을 증가시킨다는 사실을 발표했다. 포도당이 세포의 노화를 촉진하기도 하지만 독소에 대한 세포의 방어력을 약하게 만들기도 한다는 사실은 앞에서 이미 설명했다. 따라서 코르티코스테로이드가 혈당을 높이면 정상 세포는 약해지고 반면 암세포는 더욱 강해질 것이다. 그러나 덱사메타손과 항암약물치료에 더불어 FMD를 진행하면 그 효과는 완전히 역전된다.

우리 연구팀의 결과에 따르면, 달리 대안이 없지 않은 이상 코르티코스테로이드는 절대로 항암약물치료와 병행해서는 안 된다. 실제로 약물치료를 받는 환자가 혈당이 높을 경우, 감염 발생률이 증가할 뿐만 아니라 혈당이 정상수치인 환자에 비해 사망률도 높았다. 동물실험과 사전 임상시험 결과 모두에서 알 수 있듯이, 혈당을 높이는 스테로이드 호르몬을 항암약물치료와 함께 사용하면 위험한 결과를 낳을 수도 있다.

2008년, 항암약물치료를 받는 쥐에게 나타난 단식의 강력한 보호 효과가 처음 발표되자 단식을 통해 암 환자를 보호하는 '마법의 방패'로 무장할 수 있다는 이야기에 언론이 들썩거렸다. 그중 〈로스앤젤레스 타임스〉에 실린 기사 하나가 유방암 판정을 받고 항암치료를 기다리던 지방법원 판사 노라 퀸의 시선을 사로잡았다. 기사가 나고 얼마 지나지 않아 노라의 친구가 USC에서 연구 중이던 내게 전화를 걸어 노라가 8일째 단식을 하고 있다고 전했다. 깜짝 놀란 나는 이렇게 말했다. "정신 나간 짓이에요. 노라에게 당장 단식을 멈추고 음식을 먹으라고 말하세요."

단식의 효과를 전해 들은 환자들 중 상당수는 즉흥적으로 자기만의 방식에 따라 위험하게 FMD를 시행한다. 다행히 노라는 항암약물치료와 함께 짧은 기간 단식을 하고 끝냈기에 위험한 부작용을 겪지는 않았다. 얼마 전 그녀에게 연락을 해봤는데 기쁘게도 암이 완치되어 건강하게 살고 있다고 한다.

에어프랑스 항공기 조종사인 장 자크 트로숑 또한 일찍이 FMD를 접했다. 전이성 신장암과 함께 폐에 여러 개의 종양이 발견된 장 자크는 우리 연구팀의 쥐 실험 기사를 읽고 내게 연락하여 항암약물치료를 받기 전에 단식을 하려 한다며 조언을 구해왔다. 그는 주치의와 상의하며 내가 알려준 지침을 철저하게 지켰고 다른 과학자가 개발한 식물유래 치료법과 FMD를 병행했다. 2년 후 장 자크는 암 완치 판정을 받고 다시 항공기 조종사의 자리로 돌아갔다.

이러한 일화들이 항암치료와 FMD를 병행하면 암을 치료할 수 있다는 증거가 되지는 못한다. 그러나 동물실험과 임상시험 결과를 함께 고려해보면 이것이 부작용을 줄이면서 기존 치료법을 개선하는 데 효과적임을 알 수 있다.

2008년, 항암약물치료를 받는 쥐에게 나타난 단식의 효과를 발표한 후 FMD를 시도해보고자 하는 암 환자들로부터 이메일이 쏟아졌다. 나는 젊은 의사를 한 명 고용하여 환자들에게 답장을 하고 그들의 담당의와 연락을 취하는 역할을 맡겼다.

처음 우리의 연락을 받은 종양 전문의들은 탐탁지 않은 태도를 보였다. 그러나 우리는 다양한 암에서 주된 화학치료 약물에 대한 단식의 효과를 연구해왔다. 적어도 쥐에서만큼은, 약물치료와 단식을 병행하는 것이 상승 효과를 나타낸다는 사실을 알았다.

FMD에 관심을 보인 환자들의 담당의에게 하나씩 전화를 걸었다. 연락이 돌아오지 않는 경우도 있었다. 병원에 직접 찾아가 환자의 진료 기록을 요청하기도 했다. 그렇게 하여 마침내 환자 10명의 자료를 모았다. 7명은 여성, 3명은 남성으로, 연령은 44세에서 78세 사이였으며 암의 종류와 진행 단계도 다양했다.

환자의 인적사항 및 임상 정보

	성별	연령	종류	진행단계
사례 1	여성	51세	유방암	IIA
사례 2	남성	68세	식도암	IVB
사례 3	남성	74세	전립선암	II
사례 4	여성	61세	폐암(비소세포폐암, NSCLC)	IV
사례 5	여성	74세	자궁암	IV
사례 6	여성	44세	난소암	IA
사례 7	남성	66세	전립선암	IV/DI
사례 8	여성	51세	유방암	IIA
사례 9	여성	48세	유방암	IIA
사례 10	여성	78세	유방암	IIA

7-3. 단식과 항암약물치료 병행에 대한 연구에 참여한 환자 10명의 기록

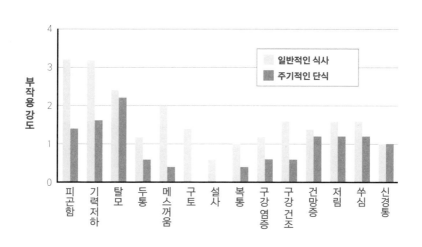

7-4. 항암약물치료 시 단식 여부에 따른 부작용 호소

165

이들은 항암약물치료 시작 전 48~140시간, 그리고 종료 후 5~56시간 동안 자진해서 단식을 진행했다. 다양한 항암제로 단식과 병행하여 평균 4회에 거쳐 항암치료를 받았다. 배고픔과 어지러움 외에 단식 그 자체로 인한 부작용을 호소한 사람은 하나도 없었다. 그중 환자 6명은 단식 없이 항암치료를 받은 경험이 있었는데 그때와 비교했을 때 단식과 함께 항암치료를 받는 것이 피곤함, 기력 저하, 소화기계통의 부작용 등의 문제가 적었다고 말했다. 암의 진행 경과를 확인할 수 있었던 환자의 경우, 단식이 종양의 크기 또는 종양표지자의 감소 등 항암치료의 효과를 방해하는 일은 없는 것으로 나타났다.

이때부터 단식과 FMD에 대한 여러 임상연구가 뒤따랐다.

임상시험

USC 노리스 종합 암센터 종양 전문의들의 도움을 받아 우리는 환자 18명에게 플래티넘 계열 항암약물치료를 받기 전 각각 24시간, 48시간, 72시간 동안 물만 마시는 단식을 시행하도록 했다. 결과는 다음과 같았다(표 7-5 참조). 72시간 단식을 한 환자들은 24시간 단식한 환자들보다 약물치료로 인한 부작용이 대체로 적게 나타났다. 그러나 환자들이 물만 마시는 단식을 지키기 너무 힘들어했기 때문에 소규모 연구를 끝내는 데에도 5년이 넘게 걸렸다. 이러한 한계를 극복하기 위해서 우리는 미국 국립보건원US National Institutes of Health의 국립암연구소National Cancer Institute에서 지원금을 받아 암 치료를 위한 FMD를 개발하게 되었다.

네덜란드의 레이든대학교에서도 환자 13명을 임의 선정하여 이틀간 물만 마시는 단식을 하도록 지시한 후 대조군과 비교하는 소규모 임상시험을 진행했다. 마찬가지로 단식은 항암치료의 부작용을 방어하는 효과가 있었다.

부작용	24시간 환자 수(%) 총원 6명	48시간 환자 수(%) 총원 7명	72시간 환자 수(%) 총원 7명
체질/일반			
강도 1 또는 2의 피곤함	6 (100%)	5 (71%)	6 (86%)
강도 1의 탈모	6 (100%)	5 (71%)	7 (100%)
소화기계통			
강도 1 또는 2의 메스꺼움	6 (100%)	6 (86%)	3 (43%)
강도 1 또는 2의 구토	5 (83%)	3 (43%)	0
강도 1 또는 2의 변비	3 (50%)	2 (28%)	3 (43%)
강도 1 또는 2의 설사	2 (33%)	0	4 (57%)
혈액 관련			
강도 1 또는 2의 호중구 감소증	1 (17%)	3 (43%)	1 (14%)
강도 3 또는 4의 호중구 감소증	4 (67%)	1 (14%)	2 (29%)
강도 1 또는 2의 혈소판 감소증	4 (67%)	1 (14%)	1 (14%)
실험/대사			
강도 1의 저나트륨혈증	1 (17%)	1 (14%)	1 (14%)
강도 3의 저나트륨혈증	1 (17%)	0	0
강도 1의 저칼륨혈증	1 (17%)	2 (28%)	0
강도 1 또는 2의 고혈당	4 (67%)	1 (14%)	0
강도 1의 간 수치(AST/ALT) 증가	4 (67%)	0	3 (43%)
신경 관련			
강도 1의 말초신경병증	3 (50%)	1 (14%)	1 (14%)
강도 1 또는 2의 어지러움	1 (17%)	5 (71%)	2 (29%)

*참여한 환자 중 2명은 단식 실험을 끝마치지 못했다.

7-5. 유방암, 난소암, 자궁암, 폐암 환자가 플래티넘 계열 항암약물치료를 받을 때에 나타나는 24시간, 48시간, 72시간 단식의 부작용 방어 효과

마지막으로, 베를린 샤리테 의과대학에서는 유방암과 난소암을 앓고 있는 여성 34명에게 매우 적은 칼로리만 섭취하도록 제한하는 FMD를 진행하

여 그에 따른 변화를 확인했다. 각 피험자들은 단식을 하는 군과 하지 않는 군으로 나누어 수차례의 항암약물치료를 받았다. 그 결과 FMD를 한 여성들은 항암치료의 부작용이 확실히 완화되는 것을 경험했다. 이 연구 논문은 아직까지 발표되지 않았다.

현재는 300여 명의 환자를 대상으로 표준 암 치료법과 4일 코스의 FMD를 병행할 때 나타나는 효과를 확인하기 위해 임상시험을 진행 중이다. 메이요 클리닉, USC 노리스 종합 암센터, 레이든대학교 의료센터, 제노바대학교 산 마르티노 병원에서 이 연구에 참여하고 있으며 그 외에 유럽과 미국 내 병원 열 곳에서도 이와 유사한 임상시험을 시작하기 위해 자금 마련을 기다리고 있다.

FMD와 암 치료: 종양 전문의와 암 환자를 위한 임상적 근거 및 지침

- 최소 여섯 군데 이상의 독립된 실험실에서 대규모 동물실험을 진행한 결과, 단식 또는 FMD는 다양한 종류의 항암치료 약물이 일으키는 부작용에 대해 방어 효과가 있었다.

- 최소 여섯 군데 이상의 독립된 실험실에서 대규모 동물실험을 진행한 결과, 단식 또는 FMD는 유방암, 전립선암, 대장암, 췌장암, 신경아세포종, 신경교종, 폐암, 악성 중피종, 악성 흑색종 등에 사용하는 표준 치료법의 효과를 증대했다.

- 3가지 소규모 임상시험과 환자 75명을 대상으로 진행한 사례연구는 단식과 FMD가 안전하며 항암약물치료의 다양한 부작용으로부터 환자를 보호하는 효과가 있을 수 있다는 근거를 제공한다.

- 여러 유명 암센터에서 현재까지 200명이 넘는 환자에게 암 환자를 위한 케모리브를 임상시험 중이며 그 결과는 FMD의 안전성과 항암약물치료의 부작용 방어 효과에 대한 근거를 제공한다.

추가적인 시험을 통해 긍정적인 결과가 나오면 종양 전문의들은 암 환자를 위한 FMD 제품인 케모리브를 자신의 환자들에게 추천할 수 있다. 그러나 제품의 효과가 입증되고 시장에 출시되기 전까지 FMD는 증명되지 않은 암 치료법이므로 임상시험의 일환으로 전문 의료진의 관리하에 표준 치료법과 병행해서만 쓰여야 한다. 또한 환자들은 완전하게 시험이 끝나지 않은 보조 치료법을 진행할 경우 생길 수 있는 위험에 대해 명확하게 알고 있어야 한다. 종양 전문의와 암 환자들에게 추천하는 FMD는 다음과 같다.

1. 담당의의 동의하에 환자들은 항암약물치료 및 기타 약물치료 시작 전 3일, 종료 후 1일간 단식 또는 FMD를 진행할 수 있다. 그러나 약물의 종류와 약물치료 간격에 따라 이를 조절할 수 있다. 혈중 약물 농도가 일정 수치 이하로 내려갈 때까지(보통 약물 주입 후 24~48시간 정도 소요된다) 일반식은 미루도록 한다. 최대 3일간 지속되는 치료일 경우, 약물치료 시작 전 1일, 치료 중 3일, 종료 후 1일, 이렇게 총 5일 코스로 FMD를 실시할 수 있다. 만약 치료 기간이 그보다 길어져 단식과 병행하기가 어렵다면 담당의의 동의를 받아 좀 더 높은 칼로리를 섭취하는 FMD를 진행하는 것도 가능하다.

2. FMD로 인해 주요 부작용이 생긴 경우는 거의 없었으나 사람들이 마음 대로 단식 또는 FMD를 했을 때에는 부작용이 발생하기도 한다. 어떤 환자는 여러 종류의 약물치료를 동시에 받으며 전문가와 상의 없이 단식을 한 결과 간독성표지자가 증가했으며, 장기간 단식을 하다가 혈압 및 혈당 저하 등의 이유로 뜨거운 물 샤워 중에 쓰러진 환자들도 있었다. 또한 약물치료가 끝난 후 바로 일반식을 시작하면 간에 무리를 주는 약물과 간세포 증식의 이중 공격으로 간이 손상될 수 있다. 따라서 약물치료가 끝나고 적어도 24시간이 지난 후에 일반식을 먹도록 한다.

3. 대부분의 경우 단식 기간에도 운전이나 기계 작동 등의 활동에 문제가 없지만 그렇지 않은 사람도 있다. 따라서 확신이 없다면 단식 중에는 운전 등을 피하는 것이 좋다.

4. 항암약물치료가 끝난 후 24시간 동안은 쌀밥, 파스타, 빵 등의 탄수화물과 채소, 채소수프, 과일 등만 먹어야 한다. 그 이후부터 일반식이 가능하며 영양섭취(비타민, 미네랄, 단백질, 필수지방 등)에 특별히 신경을 쓰도록 한다.

5. 단식과 단식 사이에는 이전 단식으로 인해 줄어든 체중을 회복히기 위해 노력해야 한다.

6. 단, 비만 환자의 경우는 담당의와 상의하여 줄어든 체중을 회복할지 아니면 유지할지 결정한다.

7. 당뇨병 환자는 자신을 담당하는 당뇨병 또는 내분비 전문의가 허락하지 않는 한 단식을 진행할 수 없다.

8. 메트포르민metformin, 인슐린 등과 같은 약물을 복용 중인 환자는 단식을 진행할 수 없다.

9. 고혈압 약을 복용 중인 환자는 단식으로 인해 혈압 저하가 올 수 있으므로 혈압약과 단식을 병행하여 발생할 수 있는 위험에 대해 반드시 주치의와 상의해야 한다.

10. 임상시험이 모두 완료되기 전까지 단식은 실험 단계에 있는 방법일 뿐이므로 가급적이면 사용할 수 있는 다른 치료법이 없거나 효과가 없는 경우에 한해서 임상시험의 일환으로 담당의의 동의를 받아 표준 치료법과 병행해서만 쓰여야 한다.

11. 암 환자의 경우, 단식과 단식 사이에는 가급적 채식 위주로 당분과 단백질 함량은 낮지만 다른 영양소는 풍부한 식사를 하여 건강한 체중과 적정 BMI를 유지하도록 한다. 영양결핍과 불필요한 체중 감소를

막기 위해 전문 영양사와 상의한다.

: 암 예방을 위한 영양섭취 및 FMD

건강수명 늘리는 식단은 일반적인 암 예방에도 도움이 되지만(4장 참조) 특히 BRCA 유전자 등 특정 유전자에 일어난 돌연변이로 암 발생 위험이 크게 증가한 경우에 더욱 효과적이다. 유전적 원인으로 암 발병률이 높은 사람의 경우, 예방적 유방절제술과 같은 외과적 수술로 발병 위험을 낮추기도 하지만 영양섭취와 FMD 또한 도움이 될 수 있다. 뿐만 아니라 암 진단을 받았다가 차도를 보인 환자의 재발률을 낮추는 데에도 효과가 있는 것으로 보인다. 그러나 식이요법은 아직까지 그 효과가 완전히 확인된 단계가 아니므로 예방적 유방절제술을 대체해서는 안 된다.

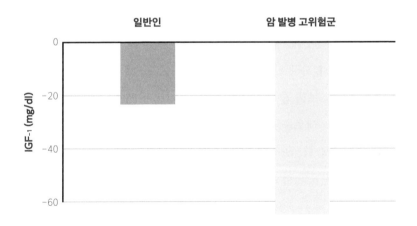

7-6. FMD 3회 시행 시 암과 노화를 촉진하는 인슐린 유사 성장인자인 IGF-1 수치의 감소 효과는 암 발병 위험이 높은 사람들(실험 전 IGF-1 수치가 225ng/mL 초과)에게서 더욱 크게 나타난다

1. 4장에서 소개한 건강수명 늘리는 식단을 따르고 1일 단백질 섭취량을 몸무게 1kg당 0.7g 수준으로 줄인다.

2. 생선은 일주일에 한 번 내지 두 번만 먹고 나머지는 채식 위주로 식사한다.

3. 당분 섭취량을 대폭 줄이고 빵과 파스타를 최소화한다. 혈당은 정상범위 내에서 가능한 낮게 유지하는 것이 중요하다.

4. 적정체중과 BMI를 유지한다(4장 참조).

5. 규칙적으로 운동한다(5장 참조).

6. 몸무게 및 건강상태에 따라 한 달 내지 세 달에 한 번씩 5일간 FMD를 진행한다. (건강상태가 매우 좋고 적정 수준의 체중과 복부지방을 유지하고 있다면 3~6개월에 한 번, 과체중이거나 비만이고 암 발생 위험이 높으면 한 달에 한 번 실시한다.) 쥐 실험에서 FMD는 항암약물치료만큼이나 암에 효과적이었다. 또한 정상적인 조직과 기관을 약물치료의 독성에서 보호하는 역할을 했다.

7. 다양한 채소(브로콜리, 당근, 피망, 토마토, 병아리콩, 렌틸콩, 완두콩, 검은콩 등)와 생선(연어, 멸치)으로 필수지방산(오메가-3, 오메가-6), 비타민, 미네랄 등의 영양소를 풍부하게 섭취한다. 인체의 면역체계는 암에 맞서 싸우는 주요 방어부대 중 하나이다. 따라서 암세포 또는 암으로 발전할 가능성이 있는 세포를 죽이려면 면역체계가 흐트러지거나 호르몬 변화로 몸이 약해지는 일이 없도록 균형 잡힌 식사를 해야 한다. 이 책의 부록을 보면 필요한 영양분을 충분히 섭취할 수 있는 식단 샘플을 참고할 수 있다.

8. 종양 전문의와 상의하여, 6개월마다 한 번씩 1일 6g의 비타민C 또는 에스터-C(중성화된 비타민C로 특허받은 비타민제-역주) 영양제를 몇 주간

복용한다. 비타민C의 암 예방 효능에 대해서는 의견이 분분하지만 비타민C가 암과 싸우는 데에 도움이 된다는 사실은 여러 연구를 통해 확인됐다. 6개월마다 비타민C를 매일 6g씩 몇 주간 복용한다고 해서 특별히 부작용이 보고된 사례는 없었으므로 고용량의 비타민C를 장기간 복용하는 것에 대해 얼마든지 고려할 수 있다.

9. 올리브 오일, 견과류, 생선으로 좋은 지방을 풍부하게 섭취하고 아무리 식물성이라도 포화지방은 가급적 삼간다.

10. 술은 최대한 줄인다.

FMD가 암 예방 및 치료에 미치는 영향에 대해 임상시험이 아직 진행 중이기는 하지만 현재까지 나온 결과를 보면 인간이 암과 싸우고 언젠가는 무찌르기 위한 매우 강력하고 새로운 무기가 될 가능성이 높다. 다음 장에서는 FMD와 당뇨병에 대해 알아보자.

영양
섭취와
단식
모방
다이어트로
당뇨병
예방 및
치료하기

Chapter

8

The
Longevity
Diet!

이번 장을 검토해준 내분비학자이자 당뇨병 전문의이며 레이든대학교 내분비대사내과 원장인 하노 페일Hanno Pijl과 비만 수술 전문의 클레이튼 프렌젤Clayton Frenzel에게 깊은 감사를 표한다.

체질량지수 관리가 중요한
당뇨병

이 글에서 다루는 내용은 일반적으로 작성된 것...

2형 당뇨병은 두 종류의 당뇨병 중에서도 훨씬 흔한 질병으로 미국에서만 2억 7천만 명 이상의 인구가 2형 당뇨병을 앓고 있으며 8억 6천만 명은 당뇨병으로 발전할 가능성이 높은 위험인자를 갖고 있어 당뇨병 전단계로 분류된다. 세계보건기구(WHO)에 따르면 전 세계적으로 당뇨병 진단을 받은 인구가 1980년 10억 명에서 2014년에는 42억 2천만 명으로 지난 35년간 4배 이상 증가했다고 한다. HbA1c검사(적혈구의 혈색소가 당과 결합한 정도를 측정하는 방식-역주)를 통해 혈중 포도당의 평균 농도를 측정하거나 아침 공복에 혈당을 측정하여(공복혈당) 125mg/dL이 넘으면 당뇨병으로 진단한다. 당뇨병은 일반적으로 갈증, 잦은 배뇨, 시력 저하, 성마름, 손발 저림, 피로감 등의 증상을 동반한다.

2형 당뇨병의 경우, 췌장은 정상적으로 인슐린을 분비하지만 근육세포, 간세포, 지방세포가 인슐린에 제대로 반응하지 못하여 발생한다. 이처럼 세포가 인슐린 저항성을 띠면 포도당이 혈중에 쌓이게 된다. 인슐린은 포도당이 간에서 빠져나가는 문을 잠그는 열쇠이자 포도당이 세포 내부로 들어가는 문을 여는 열쇠다. 그러나 2형 당뇨병 환자는 열쇠가 제대로 작동하지 않아 세포 내부로 들어가는 문을 완전히 열지 못해서 포도당이 필요한 만큼 세포 내부로 들어가지 못한다.

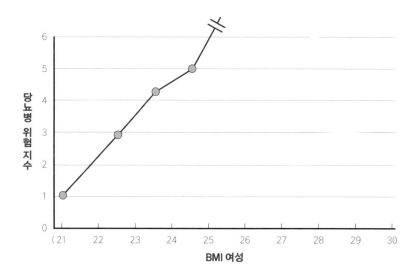

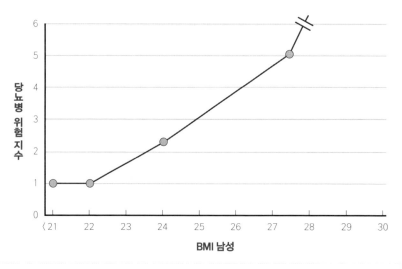

8-1. 체질량지수가 높을수록 당뇨병에 걸릴 확률이 증가한다

그러나 정상적인 세포의 손상은 당뇨병을 진단받기 전에 이미 시작된다. 복부에 지방이 많은 비만 또는 과체중인 사람은 당뇨병이나 당뇨병 전단계(공복혈당이 100~125mg/dL인 상태)로 발전할 가능성이 훨씬 높다.

예를 들어 체질량지수(BMI)가 25인 여성은 BMI가 21인 여성보다 당뇨병에 걸릴 확률이 6배나 높다. 신장이 165cm인 여성 기준으로 각각 70kg과 59kg 정도의 차이다. BMI가 27.5인 남성과 22인 남성 또한 이와 동일하여 신장이 173cm인 경우, 몸무게가 69kg인 남성은 87kg인 남성보다 당뇨병에 걸릴 확률이 5배 더 낮다(그래프 8-1 참조).

어떤 연구에서는 당뇨병 위험을 판단할 수 있는 가장 좋은 방법이 허리둘레를 재서 복부지방을 측정하는 것이라고 한다. 허리둘레가 남성은 40인치 이상, 여성은 34인치 이상일 때 당뇨병에 걸릴 위험이 높아진다.

영양섭취와 체중관리로 당뇨병 예방하기

적정체중을 유지하면 당뇨병에 걸릴 가능성을 최소화할 수 있다. 엄격한 칼로리 제한 식사는 원숭이 연구에서 나타나듯이 당뇨병을 완벽하게 예방하거나, 또는 사람에게서는 공복혈당과 복부지방을 감소시켜 당뇨병에 걸릴 확률을 현저하게 낮출 수 있다.

그러나 대부분의 사람에게 칼로리를 30% 줄인 식사를 매일, 평생 동안 유지하는 일은 거의 불가능에 가까우며 자신이 좋아하는 음식을 포기하며 살기를 원하는 사람도 거의 없다. 오랜 기간 칼로리를 제한할 경우 따라오는 부작용인 심각한 근손실과 지나치게 마른 몸이 되는 것을 원하는 사람도 없을 것이다. 또한 정상체중인 사람에게는 칼로리 제한이 공복혈당을 낮추는 효과가 있지만 비만인 사람에게는 그렇지 않다는 결과를 발표한 연구들도 있다. 그러므로 누구나 실천할 수 있고 효과를 볼 수 있는 방법을 찾는 것이 중요하다.

　다음에서는 1일 식단관리와 주기적인 단식 모방 다이어트로 어떻게 당뇨병을 예방하고 극복할 수 있는지 알아보도록 한다.

당뇨병의 예방과 치료를 위한
식단 가이드

4장에서 살펴본 건강수명 늘리는 식단은 당뇨병 예방을 도울 뿐 아니라 어떤 환자들의 경우에는, 당뇨병을 치료하기도 하는 잠재력을 갖고 있다. 건강한 체중과 적정 복부지방량에 도달하고 유지할 수 있으며(5장에 설명한 것과 같이 운동과 병행하면 더욱 효과적이다) 체중과 상관없이 당뇨병 발병률을 낮출 수도 있다. 당뇨병의 예방과 치료를 위한 구체적인 식단은 다음과 같다.

1. 하루 중 먹는 시간은 12시간 이하로 유지한다.

4장에서 먹는 시간과 건강의 상관관계에 대한 연구를 살펴보았다. 신장이 157.5cm이고 몸무게가 70kg인 여성이 보통 오전 8시에 아침 식사를 하고 밤 11시에 야식을 먹으며 하루를 마무리 짓는다면 그녀의 먹는 시간은 15시간이다. 이러한 식습관은 체중과 숙면에도 영향을 미칠 수 있다. 그녀가 더 건강한 체중으로 돌아갈 수 있는 간단한 방법이 하나 있는데, 그것은 바로 하루 먹는 시간을 11~12시간으로 줄이는 것이다. 즉, 마지막 식사 또는 간식은 저녁 7시 혹은 8시까지 마쳐야 한다.

체중감량 효과를 높이려면 먹는 시간을 더욱 짧게 조절한다. 11~12시간으로 감량 효과가 충분하지 않다면 10시간 내지 8시간(아침 8시부터 저녁 6시 또는 아침 8시부터 오후 4시)으로도 제한할 수 있다. 단, 먹는 시간을 11~12시간 미만으로 줄이면 담석 등의 부작용이 발생할 확률이 있다. 뿐만 아니라 아침 식사를 건너뛰면 건강 전반을 해칠 수 있으며 특히 심혈관계질환 위험이 증가한다는 연구가 많다. 그러나 장수 인구 중에서 하루 먹는 시간을 11~12시간 이하로 유지하는 사람들이 자주 관찰되므로, 연구가 좀 더 진행되기 전까지는 11~12시간이 가장 안전하고 적절한 선택일 것으로 보인다.

2. 충분한 영양섭취: 식사량을 줄이지 말고 더 먹되 건강하게 먹어야 한다.

4장에서 살펴본 것처럼 치즈 150g과 파스타 또는 피자 150g을 먹으면 비교적 적은 양을 먹고도 총열량은 금세 1,100칼로리가 되는데 정작 중요한 비타민과 미네랄은 부족할 수 있다. 그러나 파스타는 40g(약 140칼로리)으로 줄이고 병아리콩 397g(약 330칼로리), 각종 채소 312g(약 210칼로리), 올리브 오일 14g(약 120칼로리)을 추가로 먹으면 훨씬 포만감 있게 식사하면서도 총열량은 800칼로리밖에 되지 않으며 단백질, 좋은 지방, 복합탄수화물, 비타민, 미네랄 등을 풍부하게 섭취할 수 있다.

식단A(잘못된 식단)
파스타 150g(540칼로리) + 치즈 150g(550칼로리) + 소스 57g(20칼로리)
=357g(1,110칼로리)

식단B(올바른 식단)
파스타 40g(약 140칼로리) + 병아리콩 397g(물에 불렸다가 물기를 빼서 조리, 약 330칼로리) + 각종 채소 312g(약 210칼로리) + 올리브 오일 14g(120칼로리)
=763g(800칼로리)

식단B가 더 좋은 식단인 이유는 다음과 같이 다양하다.

- 식단B는 단백질과 비타민, 미네랄, 좋은 지방 등의 여러 영양소가 풍부하여 뇌에 포만감을 전달한다.
- 식단B는 인슐린 분비를 낮춘다.
- 식단B는 식단A에 비해 총열량은 30% 적지만 먹는 양은 2배 이상이므로 배를 충분히 채워 뇌에 포만감을 전달한다.
- 식단B는 동물성 포화지방이 들어 있는 치즈 대신 몸에 좋은 단일불포화지방이 풍부한 올리브 오일을 제공한다.
- 처음에는 식단A가 맛있게 느껴질 수 있으나 포화지방과 당분이 다른 식재료의 맛을 가리기 때문에 결국에는 식단B가 더 맛있다고 느낄 것이다.
- 식단B를 따르면 2배 많은 양을 먹고도 속이 편하고 위산이 역류하는 것도 피할 수 있다. 물론 늦은 시각에 매우 많은 양의 식사를 하면 식단B처럼 먹더라도 위산 역류가 일어날 수 있다. 이러한 경우에는 전문 의료진과 상담하여 식사량을 줄이는 것이 좋다.

3. 하루에 식사 두 끼, 간식 한 끼를 먹는다.

4장에서 언급했듯이 하루 식사를 다섯 끼 또는 여섯 끼로 나누어 조금씩 먹는 것은 일반적으로도 좋은 생각이 아니며, 원치 않게 체중이 늘고 있거나 체중 감량을 목표로 하는 사람들에게는 특히 더 좋지 않다. 체중을 유지 또는 감량하기 위해 가장 이상적인 방법은 장수 인구에게서 자주 나타나는 식사법처럼, 아침과 점심 식사를 가볍게 하고 저녁은 간식으로 대체하거나 아주 간단하게 먹는 것이다. 또는 가벼운 아침을 먹고 점심을 간식으로 대체하고 저녁에 제대로 된 식사를 하는 것도 괜찮다.

주의해야 할 점으로, 일부 사람들, 특히 나이가 많거나 소화능력이 떨어지는 사람들은 한 끼를 거하게 먹으면 소화가 잘 안 되거나 위산이 역류할 수 있으므로 양이 많은 식사를 하루 중 이른 시간으로 옮기거나 아침과 양이 적은 식사 두 번으로 나누어 먹는 것이 필요할 수도 있다. 어떻게 하는 것이 좋을지 잘 모르겠다면 전문 영양사와 상의하여 자신에게 가장 적합한 방법을 선택한다.

4. 통곡물, 채소, 콩류 등 복합탄수화물을 많이 섭취하고 파스타, 쌀밥, 빵을 줄이며 당분과 나쁜 지방은 가급적 피한다.

적정체중과 허리둘레를 달성한 후에도 당분과 전분(쌀밥, 파스타, 빵, 탄산음료 등), 포화지방(치즈, 버터, 사탕 등)은 가급적 피해야 한다. 인체가 사용하고 남은 당분은 간에서 지방으로 전환되어 그대로 저장되거나 복부(내장지방)나 피부 아래(피하지방) 등과 같은 지방 저장소로 전달된다.

지방이 비만과 질병에 미치는 영향에 대해서는 논란의 여지가 있다. 과거에는 고지방 식단이 비만을 일으킨다는 의견이 대부분이었다. 그러나 현재에는 지방의 영향이 없진 않지만 당분과 탄수화물이 더 주된 원인으로 알려져 있다.

고지방-저탄수화물 식단이 대부분의 경우에 체중 감량을 일으키는 것은 사실이지만 이때 빠진 몸무게의 상당 부분은 수분이나 근육의 손실에 의한 것이 많다. 또한 고지방-고단백 식단은 장기적으로 봤을 때, 전체 사망률로 보나 암 발생률 또는 암으로 인한 사망률로 보나 최악의 식단임이 틀림없다 (4장 참조).

좋은 지방, 특히 올리브 오일과 견과류(호두, 아몬드, 헤이즐넛)로 섭취한 지방이 건강과 장수에 도움이 된다는 사실은 꾸준히 증명되어 왔다. 그러므로 매일 견과류 한 움큼과 함께 샐러드 등의 음식에 올리브 오일을 넉넉히 끼얹어 먹도록 하자.

5. 단백질은 적지만 충분한 양을 섭취한다.

단백질 섭취량은 비만만큼이나 당뇨병 위험을 증가시키는 요인일 수 있다. 20년간 4만 명을 추적한 한 연구에서는 저탄수화물-고단백 식단을 먹은 사람들의 당뇨병 위험이 2배나 증가하는 것으로 나타났다. 이러한 결과는 우리 연구팀에서 2014년에 진행한 연구와도 일치한다. 우리 연구팀은 미국인 6천 명을 대상으로 단백질 섭취가 높을수록 당뇨병 위험이 증가한다는 사실을 확인했으나 연구 대상자 수가 많지 않아 의미 있는 결과로 인정받지 못했었다.

또한 우리는 각각 2011년과 2015년에 에콰도르에 사는 라론 환자 100명의 질병 현황을 연구하여 논문을 발표했다. 성장호르몬 수용체 유전자(GHR)에 돌연변이가 일어난 라론 환자들은 비정상적으로 작은 키에 머물렀고 같은 지역에서 같은 음식을 먹고 사는 일반 친척들에 비해 비만 비율이 높았다. 그러나 비만이 당뇨병의 주요 위험인자임에도 불구하고 에콰도르의 라론 환자 중에서 당뇨병에 걸린 사람은 한 명도 없었다. 단백질은 성장호르몬 유전자를 조절하는 주요 장치이므로 단백질을 많이 섭취하면 성장호르몬 및 성장인자 IGF-1의 활동이 활발해져서 당뇨병 등 여러 질병을 촉진한다는 사실을 알 수 있으며 이는 앞에서 소개한 연구 결과와도 맥락을 같이한다.

성장호르몬 수용체가 없으면(단백질을 거의 섭취하지 않을 경우에 발생하는 효과와 유사하다) 비만은 당뇨병에 전혀 영향을 미치지 못하거나 또는 영향력이 크게 감소한다. 실제로 성장호르몬 수용체에 이상이 있는 쥐는 당뇨병에 걸리지 않았다. 그러나 우리가 세운 가설을 지지하는 가장 강력한 증거는 2015년 라론 환자를 대상으로 실시한 당부하검사 결과이다. 라론 환자들은 과체중이거나 비만인 경우에조차 인슐린 저항성을 띠기는커녕 인슐린에 민감하게 반응했다. 인슐린 저항성은 당뇨병의 핵심 원인이므로 이러한 결과는 에콰도르의 라론 환자들이 어째서 당뇨병과 같은 대사 질병에 걸리지 않는지 설명해준다.

지금까지 살펴본 추천 식단은 당뇨병을 예방할 뿐만 아니라 치료하는 데에도 도움이 될 수 있다. 그러나 암을 치료하는 식단과 마찬가지로 그 효과를 증명하려면 아직까지 더 많은 연구가 필요하다.

당뇨병 치료를 위한 단식과 단식 모방 다이어트

5:2 다이어트

단기적으로 당뇨병의 여러 위험인자를 관리할 수 있는 방법 중에서는 2가지 식단이 효과적인 것으로 알려져 있다. (몇 주 또는 몇 달간 엄격하게 칼로리를 제한하는 방법은 제외했다.) 하나는 바로 FMD고 다른 하나는 맨체스터대학교University of Manchester의 미셸 하비Michelle Harvie가 개발하고 의사이자 저널리스트인 마이클 모슬리Michael Mosley가 변형하여 대중화시킨 '5:2 다이어트'이다. 과체중 피험자에게 여섯 달 동안 일주일에 이틀은 비교적 단백질이 풍부한 식단으로 하루에 500~600칼로리만 섭취하도록 했더니 복부지방이 감소하고 인슐린 반응성이 증가했으며 혈압이 떨어졌다. 그러나 5:2 다이어트는 과체중인 환자의 당 수치에는 크게 영향을 미치지 못했으므로 당뇨병 환자를 치료하려면 더 오랜 기간이 걸릴 것으로 보인다. 이 식단은 의사의 조언이 거의 필요 없다는 장점이 있으나 비만이나 당뇨가 심한 환자들의 경우, 매주 이틀씩 심한 식단 제한을 해야 하므로 몇 년 동안 꾸준히 유지하기가 어려울 수 있다는 것이 단점이다. 또한 당뇨병 환자에게 미치는 효과가 어떤지 확인하기 위해서는 연구가 좀 더 필요하다.

뿐만 아니라 2,000칼로리 식단과 500칼로리 식단을 번갈아 반복하는 것은 시차적응과 비슷하게 수면장애나 대사 문제를 일으킬 수 있다. 그럼에도 불구하고 지금까지 수천 명에 이르는 사람들이 주로 체중 감량을 목적으로 5:2 다이어트를 시도했으며 긍정적이라고 볼 수 있는 효과를 거두었다. 의사들은 당뇨병의 예방 또는 치료를 위해 5:2 다이어트를 시도할지 결정하며 가급적 표준 치료법과 병행하여 임상시험의 일환으로 실시해야 한다.

FMD와 당뇨병 치료

당뇨병 약은 혈당을 낮추는 효소를 간섭 또는 활성화하여 증상을 완화시키기는 하지만 당뇨병의 여러 가지 근본적인 원인(어떤 것들은 잘 알려져 있지만 어떤 것들은 새롭게 밝혀지고 있는 과정에 있다)을 고치지는 못한다. 무작위로 선정한 100명에게 FMD로 임상시험을 한 결과는 매우 긍정적이었다. 단식과 비슷한 효과를 내도록 개발한 FMD(하루에 750~1,100칼로리 섭취)를 한 달에 5일씩 세 달간 실시하자 당뇨병의 주요 위험인자뿐만 아니라 심혈관계질환, 당뇨병, 뇌졸중 위험을 높이는 대사증후군까지도 상당수 감소하는 결과가 나타났다(그래프 8-2 참조).

당뇨병 치료를 위한 대사 재프로그래밍 및 재생

과학자들은 '치료'라는 단어를 매우 주의해서 사용한다. 과장된 표현처럼 들리기 때문이다. 그러나 2형 당뇨병 환자 중 일부와 대다수의 당뇨병 전단계 환자는 앞서 소개한 식단으로 치료가 가능할 수 있다. 모든 환자들이 치료될 수 있다거나 이 식단을 지키는 것이 누구나 할 수 있을 만큼 쉬운 일이라고 말하는 것은 아니다. 그러나 지금까지 쥐와 사람에게 시험해본 결과를 보면 일부, 어쩌면 상당수의 환자들이 이 장의 초반에서 설명한 식단을 꾸준히 지키거나 주기적으로 FMD를 하거나 가장 이상적으로는 2가지 모두를 실천함으로써 제일 흔한 형태의 당뇨인 2형 당뇨병에서 자유로워질 수 있을지도

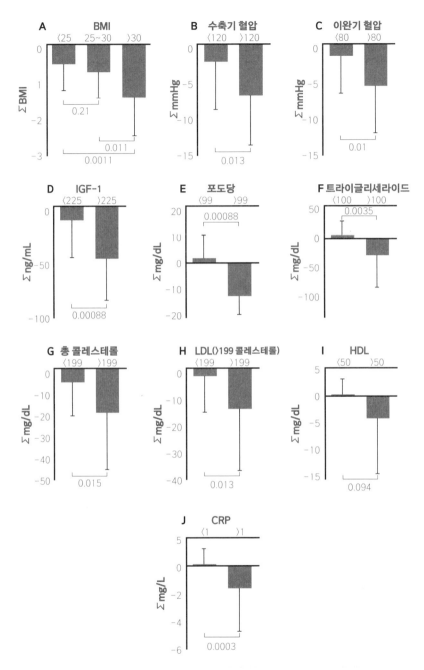

A BMI
⟨25 25~30 ⟩30
ΣBMI
0.21
0.011
0.0011

B 수축기 혈압
⟨120 ⟩120
Σ mmHg
0.013

C 이완기 혈압
⟨80 ⟩80
Σ mmHg
0.01

D IGF-1
⟨225 ⟩225
Σng/mL
0.00088

E 포도당
⟨99 ⟩99
Σmg/dL
0.00088

F 트라이글리세라이드
⟨100 ⟩100
Σmg/dL
0.0035

G 총 콜레스테롤
⟨199 ⟩199
Σmg/dL
0.015

H LDL(⟩199 콜레스테롤)
⟨199 ⟩199
Σmg/dL
0.013

I HDL
⟨50 ⟩50
Σmg/dL
0.094

J CRP
⟨1 ⟩1
Σmg/L
0.0003

8-2. 임의의 100명에게 한 달에 5일씩 세 달간 FMD를 진행한 결과 당뇨병, 대사증후군 등 질병의 위험인자에 나타난 변화는 위와 같다. 위험인자가 낮은 사람(왼쪽)과 높은 사람(오른쪽) 모두에게서 효과가 확인됐다.

모른다. 특히 당뇨 초기에, 췌장이 아직까지 그럭저럭 잘 작동하고 있을 때에 바로 시작한다면 더욱 바람직하다.

다시 말하지만, 단식 또는 단식 모방 다이어트를 당뇨병 약과 병행하는 것은 위험할 수 있으므로 반드시 임상시험의 일환으로만 실시되어야 한다. 또한 지금까지 진행한 모든 연구 결과가 FMD와 건강수명 늘리는 식단이 당뇨병에 효과적임을 증명하는 것은 사실이지만 기존 치료법을 대체하기에는 아직까지 좀 더 대규모의 임상시험과 FDA 승인 절차가 남아 있다는 것도 잊어서는 안 된다. 물론 FDA 승인을 받은 기존 치료법을 보조하는 역할로는 얼마든지 활용할 수 있다.

당뇨가 있거나 발병 위험이 높으면 당뇨병의 예방과 치료를 위해 의사와 상의하여 지금 당장 식단관리에 들어갈 것을 권한다. 우리 연구팀의 동물실험 및 임상시험 결과에 따르면 FMD는 다음과 같은 작용을 통해 당뇨병을 예방하거나 치료할 수 있다.

1. 복부지방 및 지방간을 줄인다. FMD를 하면 인체는 지방, 특히 복부지방과 내장지방을 많이 연소하고 당뇨병 등 여러 질병을 일으키는 핵심 요인인 지방간을 개선한다. 한 달에 두 번 FMD를 진행한 쥐는 일반 식사를 한 쥐와 한 달간 먹은 총열량은 동일해도 계속해서 체중이 감소했다. 이는 FMD가 끝나고 일반 식사로 돌아가도 지방 연소 모드는 유지된다는 사실을 보여준다(그래프 8-3 참조).

2. 근육 손실 없이 지방 연소를 촉진한다. 임상시험으로 FMD를 3회 시행한 결과, 비만인 피험자의 경우 약 4kg, 과체중인 피험자는 약 2kg의 체중 감량이 발생했다. 이때 지방 외 체중은 전혀 줄지 않거나 아주 소량만 감소했다.

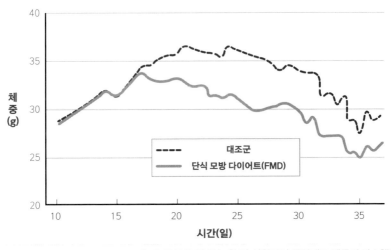

8-3. FMD를 한 쥐는 한 달 섭취량이 동일해도 체중이 감소했다

3. 세포 재생 및 자가포식 현상이 일어난다. FMD는 여러 생체 시스템에 있는 손상된 세포 및 늙은 세포를 죽이거나 원래대로 되돌림으로써 나쁜 세포를 제거하고 세포 내 재생을 촉진할 뿐만 아니라 줄기세포를 활성화하여 새로운 세포를 생성하도록 만든다. 재생과 회춘이 일어나는 것이다.

쥐 실험에서 우리는 이러한 작용이 혈액, 뇌, 근육, 간, 췌장 등 여러 기관과 시스템에서 일어난다는 사실을 확인했다. 임상시험에서도 그와 동일한 재생 작용이 나타났다. 혈당이나 혈압이 낮은 건강한 피험자들은 FMD가 끝난 후에도 정상수치를 그대로 유지했다. 반면 노화와 질병에 대한 위험인자가 높은 피험자들에게는 FMD가 강력하게 작용하여 혈당, 혈압 등 당뇨병의 위험인자 수치가 크게 변화했다(그래프 8-2 참조). 이 같은 결과들은 FMD가 손상된 세포를 회춘 또는 재생하는 힘이 있다는 사실을 보여준다. 인슐린 반응성이 낮은 근육세포가 복구, 회춘, 재생되면 다시 정상적인 기능을 수행할 수 있다. (젊은 사람들, 특히 비만이 아닌 사람들에게 인슐린 저항성이 나타나는 경우는 거의 없으나 노인들에게는 비만이 아닐지라도 매우 흔하게 발견된다.)

최근 논문에서 우리는, 췌장이 인슐린을 충분히 분비하지 못해서 혈당이 증가한 1형·2형 당뇨병 쥐에게 FMD를 진행하자 인슐린 기능이 개선되었을 뿐만 아니라 인슐린을 생산하는 베타 세포가 재생되고 당뇨병 증상이 완화되었다는 사실을 발표했다. 놀랍게도 FMD는 태아/배아의 발달 과정에서만 활성화하는 여러 췌장 유전자를 자극하여 자연스럽고 조화로운 재생 반응을 통해 정상적으로 기능하는 새 베타 세포를 생산함으로써 인슐린 수치를 정상화했다.

다만, 인슐린과 물만 마시는 단식 또는 그와 유사한 단식에 대해서 다음과 같은 사실을 기억해야 한다. 장기적인 단식을 하다가 죽는 경우는 거의 없지만 그런 일이 일어났던 사례는 인슐린 사용과 연관이 있었다. 인슐린 주사와 단식을 병행하다가 사망한 환자의 경우, 평소 인슐린 작용이 제대로 일어나지 않다가 단식으로 정상화화자 당 수치가 지나치게 감소한 것이 원인일 것으로 판단된다. 단식 중인 당뇨병 환자에게는 평소와 동일한 양의 인슐린 주사라도 훨씬 급격한 혈당 저하를 야기하여 저혈당 쇼크로 이어질 수 있으며 심하면 죽음에 이를 수도 있다. 단식보다는 그 위험성이 덜하지만 단식 모방 다이어트 또한 위험한 것은 마찬가지이다.

경고성 사례

어느 날, 모르는 사람에게 이메일을 받았다. 주기적인 FMD와 건강수명 늘리는 식단이 질병을 예방하고 치료하는 효과가 얼마나 강력한지 보여주는 한편, 전문가의 도움 없이 혼자서 판단하는 것이 얼마나 위험한지 알려주는 사례이기에 다음과 같이 이메일을 공유하고자 한다. 그는 인슐린과 유사한 약을 복용하면서도 의사와 상의 없이 건강수명 늘리는 식단을 자기만의 방식에 따라 진행하여 목숨이 위험할 뻔했다.

롱고 박사님께

박사님은 모르시겠지만 당신이 제 목숨을 구했습니다. 지난 12월, 왼쪽 다리가 마비되면서 지옥으로 향하는 문이 열렸지요. 크리스마스 밤, 저는 병원 침대에 누워 있었습니다. 계속되는 혈액검사에도 특별한 이상은 발견되지 않았고 위산 역류, 소화불량, 구토가 끊임없이 이어졌습니다. 위내시경, 알레르기 검사, 음식물 과민성 검사까지 했지만 아무것도 나오지 않았어요. 의사는 제가 건강하다고 말할 뿐이었습니다. 저는 3월부터 고기와 우유 등 유당이 들어 있는 음식을 피하기 시작했고 약간의 효과를 보기도 했습니다. 그러나 여전히 150m만 걸어도 숨이 가빠졌고 과식을 하지 않는데도 체중이 123kg까지 늘어났으며 다리와 몸 전체에 부종이 생겼어요. 영상진단검사 결과, 심각한 지방간이었고 결국에는 간경화로 발전했지요. 복강의 상당수를 간이 차지하고 있어서 위에 압박을 주었고 그래서 위산이 역류하고 폐 아래쪽에 늑막염이 생겨 계속해서 기침을 했던 거였어요.

그러나 6월 5일, 모든 것이 변했습니다. 무심코 본 어느 잡지의 표지에서 당신에 대한 기사 제목 '소식으로 치유하기'가 눈에 들어왔습니다. 기사 내용은 매우 충격적이었어요. 당뇨병 환자였던 저는 인슐린 주사를 비롯해 하루에 세 번 노보래피드Novo Rapid 18단위, 밤에는 란투스Lantus 22단위를 맞았고 메트포르민과 혈압약도 복용하고 있었어요. 그러나 6월부터 당신이 기사에서 알려준 대로 식단관리를 시작한 후 모든 것이 달라졌습니다. 지금은 몸무게가 104kg으로 줄었고 매일 4.8km를 걷거나 뛸 수 있게 되었으며 다이빙 수업도 듣고 있어요. 심한 저혈당 증상으로 밤에 맞던 인슐린 주사(란투스)를 중단했고 노보래피드도 아침에 6단위, 점심에 10단위, 저녁에 8단위로 줄였습니다. 메트포르민도 더 이상 복용하지 않아요. 모든 종류의 고기, 우유, 유당 포함 음식, 버터, 마가린, 튀긴 음식, 술, 단것, 설탕을 끊었고 혈당 수치가 145를 넘어가는 일도 거의 없어졌습니다. 내 상태가 얼마나 좋아졌는지 확인한 의사는 믿을 수 없다며 자신도 그 기사를 읽어보고 싶다고 하더군요.

다행히 이 환자는 FMD는 하지 않고 건강수명 늘리는 식단만 실천했다. 그러나 그것만으로도 세포의 인슐린 민감성을 높여서 밤에 심각한 저혈당 증상을 일으키기에 충분했다. 식단관리와 당뇨병에 경험이 많은 의사와 상담하지 않은 채 급격하게 식단을 바꿈으로써 몹시 위험한 상황이 일어날 수도 있었던 것이다. 만약 당뇨병 약과 함께 FMD까지 했다면 목숨을 잃을 수도 있었다.

내 연구가 결과적으로 이 환자에게는 도움이 됐지만 만약 당신이 당뇨병 환자라면 그와 같이 혼자서 이 책의 지침을 받아들여 실천하는 것은 절대 삼가야 한다. 그는 식단 조절과 인슐린 사용을 병행하는 매우 큰 실수를 저질렀다. 건강수명 늘리는 식단과 FMD를 시작하기 전에 한 번만이라도 제대로 된 의사를 찾아갔더라면 저혈당 쇼크 위험 없이 훨씬 더 좋은 결과를 얻을 수 있었을 것이다.

만약 주치의가 식단관리로 당뇨병을 예방 또는 관리하는 데에 도움을 주기를 거절한다면 다시 한 번 좀 더 확실하게 자신의 의사를 표현하도록 한다. 그래도 계속해서 거절한다면 통합의학 전문의를 찾아가거나 엘-누트라 네트워크에 속해 있는 전문의를 소개받을 수도 있다.

기존 치료법이 효과가 없다고 말하는 것은 아니다. 그러나 병의 진행을 늦추는 것보다는 병을 치료할 수 있는 치료법에 우선순위를 두어야 한다고 생각한다. 최근에 나는 생물학자, 영양 전문가, 의사들에게 건강수명 늘리는 식단과 FMD를 교육하는 프로그램을 시작했다. 이를 통해 이 책의 식단 전략을 시도해보고자 하는 환자들을 도와줄 수 있도록 세계 여러 곳에 전문가 네트워크가 형성될 수 있기를 기대한다.

비만관리

내 연구의 대부분은 주로 노화 과정에 작용함으로써 생체기관, 세포, 세포의 구성요소를 보호하고 복구하고 재생하여 주변에서 흔히 볼 수 있는 질병을 예방 또는 치료하는 방법을 찾는 데에 초점을 두고 있다. 주요 대학 및 병원과 협업하여 동물실험과 임상시험을 진행함으로써 비만, 당뇨병, 암, 심혈관계질환, 알츠하이머병 등을 연구한다. 기존 의학으로는 더 이상 손쓸 방법이 없는 많은 사람들이 매일같이 내게 이메일을 보낸다. 그러면 나는 인적사항, 진료 기록 등 환자에 대한 자료를 모으고 현재까지 발견된 과학적 사실을 기반으로 그에게 가장 적합할 것으로 판단되는 전략과 계획을 짠 후 환자와 담당의사에게 공유한다. 그중 비만과 관련된 극단적인 사례 2가지를 다음과 같이 소개한다.

사례1

어느 날 나는 혼자서 FMD를 시행해온 여성에게 편지를 받았다. "지금까지 5일 코스의 FMD를 총 15회 진행했습니다. 1회당 약 1.2kg씩 감량하여 114kg에서 96kg으로 총 18kg이 빠졌어요. 약 열 달간 프로론 FMD를 구할 수 없어서 2.7kg이 다시 찌긴 했지만요. 혈압도 130/80mmHg에서 120/70mmHg로 떨어졌어요. FMD 사이에 일반식을 먹는 주간에는 기운이 훨씬 넘치고 더 오랜 시간 집중하여 일할 수 있게 됐고요.

세계 여러 음식을 먹는 것을 좋아하고 그렇게 먹는 것이 FMD보다 맛있기 때문에 식단관리가 '즐겁'고 할 수는 없어요. 하지만 5일은 그리 긴 시간이 아니고 배고픔을 느끼는 것도 아니라서 견디기 힘들진 않아요. 게다가 그 5일이 지나면 다시 '평소'대로 먹고 싶은 음식을 먹을 수 있으니까요. 체중 감량을 유지하기 위해 폭식은 하지 않으려 노력하지만 FMD 사이에는 가끔씩 햄버거나 요구르트 아이스크림, 심지어 페이스트리도 먹을 수 있으니 많이 힘들거나 큰 희생이 뒤따르는 일은 아니죠."

사례2

두 번째 사례는 살을 빼기 위해 온갖 노력을 다 해봤으나 효과를 보지 못하고 내 도움을 구하러 온 비만 남성의 이야기다. 그는 체중이 111kg, 허리둘레가 50인치, 체지방률이 38%나 되어 당뇨병이 발생할 위험도가 매우 높은 심각한 상태였으나 FMD 3회가 끝나자 체중, 혈압, C-반응성 단백질(CRP, 염증 측정법), 혈당이 모두 개선되었다. 그러나 그 변화들이 크지는 않았다. FMD 사이마다 고지방-고당분-고전분 식단으로 돌아가서 FMD로 감량한 체중을 거의 다 회복했기 때문이었다. 나는 그의 질병 위험인자가 높은 것을 고려하여 의료진의 관리하에 FMD를 4회 연속으로 진행할 것을 권했다.

단식 클리닉에서는 4주간 하루에 200칼로리만 섭취하도록 환자들을 제한하지만 문제가 발생하는 경우는 거의 없으므로, 환자가 주의해서 의사와 내 지침에 잘 따라주기만 한다면 하루에 적어도 750칼로리를 섭취할 수 있는 FMD를 3주간 진행하는 것은 꽤나 합리적이었다.

마침내 그는 13.5kg를 감량했고 특히 복부지방이 많이 빠졌으며 기력이나 전반적인 건강상태가 좋아졌다. 1년 후에도 감량한 체중을 유지했으며 FMD가 자신의 식습관 자체를 바꿔놓았다고 말했다.

물론 이와 같이 FMD를 연속으로 진행하는 것은 주기적 FMD 전략이 실패했을 때에만 고려해야 한다. 또한 의사의 동의가 먼저 필요하며 진행 중에도 계속해서 의사에게 진찰을 받아야 한다. 장기적인 단식을 전문으로 하는 의사면 더욱 좋다. 단식 방법을 제대로 따르지 않거나 잘못된 음식을 섭취하면 과도한 혈압·혈당 저하나 영양결핍(특정 비타민, 미네랄 등의 필수영양소 부족)과 같은 부작용이 있을 수 있다. 또한 FMD는 인슐린 등 복용 중인 약물과 상호작용을 일으켜 위험한 상황이 발생할 수도 있다. 급격한 체중 증감을 반복하는 것도 주의해야 한다. 살이 많이 빠졌다가 다시 찌는 것을 여러 번 반복하면 이미 심혈관계질환을 앓고 있는 사람뿐만 아니라 건강한 사람까지도 심혈관계질환 위험이 증가할 수 있다는 연구 결과가 많다.

따라서 연속적으로 FMD를 진행한 환자는 이후로도 한 달에 한 번씩 FMD를 계속하여 빠진 체중이 다시 증가하는 것을 피해야 한다. 마지막으로, 프로론 등의 FMD는 의사들이 비만관리를 위해 사용할 수 있는 도구일 뿐이라는 사실을 기억해야 한다. 현재 FDA 승인을 받기 위해 임상시험을 준비 중이기는 하지만 모든 절차가 완료되기까지는 앞으로도 많은 시간이 걸릴 것이다. 그때까지 이 장에서 설명한 모든 정보는 표준적인 당뇨병 예방법 또는 치료법을 보조하는 식단관리법에 대해 탄탄한 기초를 제공하는 데에 그친다.

다음 장에서는 건강수명 늘리는 식단과 FMD의 심혈관계질환 예방 및 치료 효과에 대한 가능성을 보여주는 연구 결과들을 살펴보도록 하자.

영양
섭취와
단식
모방
다이어트로

심혈관계질환
예방 및
치료하기

Chapter

9

The

Longevity

Diet!

이번 장을 검토해준 로스앤젤레스, USC 임상영양학센터Center for Clinical Nutrition의 센터장이자 부교수인 의학박사 커트 홍Kurt Hong과 베를린 샤리테 의과대학 실험임상연구원Experimental and Clinical Research의 대표원장인 안드레아스 미칼센Andreas Michalsen에게 감사를 표한다. 또한 발티모어, 국립노화연구소 중개노인학 분야 선임연구원인 의학박사 라파엘 드 카보Rafael De Cabo에게도 감사 인사를 전한다.

원숭이의 심혈관계질환
예방하기

이 장에서 다음은 내용을 바탕으로 저자의 견
해를 스스로 판단하거나 따르려는 것은 금물
이다. 의 검은이, 난자의 견해을 남당하는 것은
의사 등과 위라이 쓰인다.

미국심장협회American Heart Association에서 조사한 결과에 따르면 심혈관계질환
CVD, Cardiovascular Disease은 관상동맥 심장질환, 뇌졸중, 관상동맥 심부전, 고혈압,
동맥질환 등을 모두 포함하는 질환으로 매년 미국에서만 약 80만 1천 명이
사망한다. 이는 전체 사망자의 3분의 1에 해당하는 숫자다. 뿐만 아니라 9억
2천만 명이 갖가지 심혈관계질환 또는 뇌졸중 후유증을 겪으며 살아간다.
심혈관계질환을 치료하는 데에 쓰이는 비용과 심혈관계질환으로 인한 생산
성 저하에 따른 손해비용은 약 3,160억 달러에 이를 것으로 추정된다.

현재 처방되고 있는 약물과 기타 치료법은 효과가 크지 않으며, 따라서
건강수명 늘리는 식단과 FMD가 심혈관계질환의 발생과 진행을 낮출 수 있
는 잠재력이 있다. 심혈관계질환과 관련해서는 원숭이를 대상으로 한 동물
실험 2개가 수십 년에 걸쳐 진행됐으며 임상시험도 여러 차례 실시됐기에,
건강수명 늘리는 식단과 FMD가 이처럼 만연해 있는 질병과 싸울 수 있는 힘
이 있음을 증명하는 증거는 확실하다. 먼저 이러한 실험들을 통해 알 수 있는
사실은 무엇인지, 그렇게 밝혀낸 사실을 어떻게 더 발전시켜나갈 수 있는지
간단하게 설명하도록 하겠다.

사람과 DNA 서열이 93% 일치하는 히말라야 원숭이는 식단이 수명에

미치는 영향을 연구할 수 있는, 아마도 가장 인간과 닮은 유기체일 것이다. 히말라야 원숭이의 최대 수명은 40세이기 때문에 오랜 시간에 걸쳐 연구할 수 있는 동시에 인간보다는 수명이 짧으므로 연구원 한 사람이 히말라야 원숭이 생애 전체를 관찰하고 결과를 도출할 수 있다는 장점이 있으며 당뇨병, 암, 심혈관계질환 등 사람과 거의 유사한 질병 양상을 보인다. 각각 위스콘신 대학교   와 미국 국립노화연구소   에서 이루어진 기념비적 연구는 히말라야 원숭이의 칼로리 섭취량을 평생 동안 70%로 제한한 결과 원숭이의 수명과 건강상태가 어떻게 달라졌는지를 측정했다.

리차드 웨인드러크   박사의 지휘하에 20년간 진행된 위스콘신 연구에 따르면, 대조군의 사망률은 63%인 반면 칼로리 제한   식단을 따른 원숭이들의 사망률은 26%로 더 낮았다.

또한 대조군의 42%가 당뇨병 또는 당뇨병 전단계를 앓았으나 CR 원숭이 중에서는 2가지 질병 중 어떤 것도 발견되지 않았으며 심혈관계질환 발병률도 50%나 낮았다.

그러나 위스콘신 연구와 대조적으로 라파엘 드 카보가 이끈 NIA 연구에서는 대조군과 CR 원숭이 사이에서 특별한 차이점이 나타나지 않았다. 심혈관계질환, 아밀로이드증, 종양 등 일반적인 건강 문제가 두 집단 모두에서 유사한 분포로 나타났다.

2가지 연구 결과에서 나타난 차이는 식단과 수명 및 질병의 상관관계에 있어서 칼로리 제한뿐만 아니라 식단의 구성 또한 중요하다는 사실을 보여준다. NIA 연구의 대조군은 주로 호밀, 대두, 옥수수, 알팔파(다년생 콩과 식물의 일종-역주) 등 자연 유래 단백질과 생선 등으로 건강한 식사를 했다. 총열량 중 17.3%가 단백질이었으며 지방 5%, 식이섬유 5%, 설탕 3.9%에 비타민과 미네랄까지 섭취했다. 또한, 하루에 두 끼만 식사를 했고 대조군과 실험군 모두 나이와 체중에 따라 개체별로 계산한 적정 식사량을 지켰다.

반면 위스콘신 연구에서는 우유　　　　(락트알부민)가 단백질을 섭취할 수 있는 유일한 음식이었다. 식단의 10%가 지방(주로 옥수수유)이었으며 5%는 셀룰로오스, 28.5%는 설탕이었다. NIA 연구와 달리 위스콘신 연구의 대조군 원숭이들은 언제든지 원하는 만큼 먹을 수 있어서 서양인의 일반적인 식습관에 더욱 가까웠다.

　　다시 말해서 NIA 대조군은 이 책에서 소개하는 건강수명 늘리는 식단과 유사하게 음식을 섭취함으로써 건강한 체중을 유지한 반면 위스콘신 대조군은 동물성 단백질과 당분이 많은 식단으로 인해 체중이 조금씩 증가했다. 따라서 CR 원숭이를 건강하지 않은 식단을 먹는 대조군과 비교한 위스콘신 연구에서 칼로리 제한이 노화와 질병을 막는 효과가 더욱 크게 나타난 것은 놀라운 일이 아니다. 반면 NIA 대조군은 건강한 식사를 했기 때문에 칼로리를 30% 줄인 CR 원숭이와 노화 및 질병 측면에서 눈에 띄게 차이가 나타나지 않았던 것이다. 이 2가지 실험은 매일 먹는 음식이 얼마나 중요한지를 강조하는 한편 건강수명 늘리는 식단을 제대로 유지하는 사람들은 1년에 두 번만 FMD를 시행해도 충분하다는 내 결론을 뒷받침해준다.

지중해식 식단이
답이다?

이제 식단이 사람에게 미치는 영향을 살펴보자. 4장에서 나는 이상적인 건강수명 늘리는 식단이 어떤 것인지 설명했다. (위스콘신과 NIA의 원숭이 실험에서 서로 다른 결과가 나온 이유도 바로 이 때문이었다.) 그러나 건강수명 늘리는 식단보다 조금 덜 엄격한 식단도 물론 존재하며 그러한 식단의 효과를 조사한 연구도 많다.

심혈관계질환 등의 질병과 노화에 효과를 보인 식단 중에서 많이 연구된 것 중 하나는 바로 가장 엄격한 형태의 지중해식 식단이다. 그러나 지중해식 식단의 효과를 지지하는 연구는 장수학의 다섯 기둥 중 하나인 역학연구에만 기대고 있는 경우가 대부분이며 임상시험이나 분자 차원의 연구는 거의 이루어지지 않았다. 또한 100세 이상 노인 연구에서도 지중해식 식단 그 자체는 장수와 크게 상관이 없는 것으로 나타난다. 그보다는 식단에 쓰인 구체적인 식재료가 중요한 역할을 했으며 이들 식재료는 지중해뿐만 아니라 오키나와, 로마 린다, 코스타리카의 식단에서도 자주 등장했다. 즉, 지중해식 식단이 매우 좋은 선택인 것처럼 보이지만 장수학의 다섯 기둥을 모두 염두에 둔다면 4장과 6장에서 다룬 건강수명 늘리는 식단과 주기적인 FMD가 훨씬 더 건강에 이로울 수 있다는 것이다. 식단을 엄격하게 지키기 어려운 사람들은 건강수명 늘리는 식단과 지중해식 식단에 공통적으로 나타나는 요소를 따르는 것만으로도 도움을 받을 수 있다.

최적의 지중해식 식단과 건강수명 늘리는 식단의 차이

	지중해식 식단	건강수명 늘리는 식단
올리브 오일	다량	다량
콩류	다량	다량
비정제 시리얼	다량	다량
과일	다량	노년까지 소량/이후 다량
치즈	보통	없음/매우 소량
요구르트	보통	65~70세까지 소량/이후 보통
와인	보통	보통
고기 및 기타 육류	소량	없음/매우 소량
우유	소량	없음/매우 소량
달걀	소량	65~70세까지 없음 또는 매우 소량/이후 보통
버터	소량	없음/매우 소량
단백질 섭취량	언급 없음	65~70세까지 소량/이후 보통
전반적인 음식 섭취량	언급 없음	65~70세까지 보통/이후는 근육량 유지를 위해 충분하게 섭취
시간제한 식이	언급 없음	11~12시간을 지키는 것이 식단의 핵심

많은 연구들이 앞서 설명한 지중해식 식단이 심혈관계질환과 같은 만성질병의 발생률을 낮춘다고 밝혔다. 예를 들어 피렌체대학교 University of Florence

에서 4,100명을 대상으로 진행한 한 연구에 따르면 지중해식 식단에 가까운 식습관을 가진 사람일수록 심혈관계질환의 위험이 낮았다.

건강수명 늘리는 식단에서도 살펴봤듯이 올리브 오일과 견과류의 섭취는 수명을 연장하고 심혈관계질환을 예방하는 효과가 있다. 올리브 오일과 견과류가 실제로 질병으로부터 인체를 보호하는 힘이 있는지 확인하기 위해 스페인의 바르셀로나대학교Barcelona University에서는 58세부터 80세까지의 남성 및 여성 7,447명에 대해 심혈관계질환의 위험도를 추적했다.

실험군 대상자들은 지중해식 식단에 따라 식사를 하면서 일주일에 엑스트라 버진 올리브 오일 1L 또는 각종 견과류 30g(호두 15g, 헤이즐넛 7.5g, 아몬드 7.5g)을 추가로 섭취했으며 대조군은 일반적인 저지방 식단을 따랐다. 그 결과 지중해식 식단에 올리브 오일이나 견과류를 추가한 집단의 심혈관계질환(뇌졸중, 심장마비 등) 발생률이 더 낮았다. 5년 이상 경과 후 동일 집단을 다시 조사하자 올리브 오일 등 식물성 오일에 들어 있는 단일·다불포화지방은 심혈관계질환 위험을 감소시켰으나 포화지방과 트랜스지방은 심혈관계질환을 증가시키는 것으로 나타났다. 그러나 특이하게도 생선이나 식물 유래의 포화지방(견과류 등)은 심혈관계질환 발생률 및 그로 인한 사망률을 낮추었다.

13만 명에 달하는 남성 및 여성을 추적한 하버드 연구에서는(그중 2만여 명이 사망했으며 5,204명은 심혈관계질환으로 사망했다) 육식 위주로 저탄수화물-고단백 식사를 한 사람들이 전체 사망률은 2배, 심혈관계질환으로 인한 사망률은 40%가 더 높게 나타났다. 반면 저탄수화물 식단이지만 채식 위주로 먹은 사람들은 심혈관계질환 발생률이 높아지기는커녕 오히려 더 낮아진 것처럼 보였다.

중년층 인구를 대량 추적한 또 다른 연구에서도 동물성 단백질은 뇌졸중 및 허혈성 심질환 발생률을 증가시키는 반면 식물성 단백질은 인체의 방어력을 높인다는 결과를 발표했다.

우리 연구팀을 비롯한 많은 연구 결과에서 알 수 있듯이 식물성 단백질을 많이 섭취하는 사람들은 대체로 총 단백질 섭취량 또한 낮은 경우가 많다. 따라서 질병 발생률을 낮추기 위해서는 식물성 단백질 위주의 식사를 하는 것뿐만 아니라 총 단백질 섭취량을 줄이는 것 또한 중요할 수 있다.

스웨덴에서 여성 43,396명을 대상으로 실시한 연구 결과에 따르면 단백질 섭취량을 5g 늘리거나 탄수화물 섭취량을 20g 줄이자 심혈관계질환 발생률이 5% 증가했다.

치명적이지 않은 경색증 사례 2,210건과 심혈관계질환으로 인해 사망한 사례 952건을 조사한 또 다른 연구에서도 붉은 고기와 지방을 많이 섭취하면 여성의 심혈관계질환 위험이 증가했으나 견과류와 콩류를 섭취하면 낮아지는 것으로 나타났다.

내 박사과정 담당교수였던 로이 월포드는 애리조나 사막에 설치한 밀폐된 환경인 바이오스피어2에 머물면서 거의 2년간 칼로리 제한식을 실천했다. 하루 총열량을 1,800칼로리 이하로 유지하며 과일, 곡물, 콩류, 땅콩, 푸른 채소, 토마토 등의 채식 위주로 약간의 염소젖과 요구르트(1일 약 84g), 아주 소량의 염소고기, 돼지고기, 생선, 달걀을 먹었다. 그 결과, 실험에 참가한 8명 모두의 심혈관계질환 위험인자에서 주목할 만한 변화가 있었다.

그 외에도 여러 연구에서 칼로리 제한이 염증(CRP 수치) 등의 심혈관계질환 관련 표지를 감소시키는 효과가 있는 것으로 나타나 바이오스피어2 실험과 동일한 결과를 도출했다.

지금까지 살펴본 연구 결과를 종합해보면, 식단관리로 심혈관계질환과 뇌졸중의 여러 위험인자를 예방할 수 있으며 심지어 매우 효과적으로 치료할 수도 있다는 사실을 알 수 있다. 그러나 히말라야 원숭이 연구에서 봤듯이 장기적인 칼로리 제한은 장점과 함께 문제점도 많은 극단적인 식단이다.

위험인자	실험 전	실험 중(칼로리제한식 중)
혈압(mmHg)	108/77	90/58
콜레스테롤(LDL)(mg/dL)	105	60
트라이글리세라이드(mg/dL)	115	80
BMI(체질량지수)	23	19
공복혈당(mg/dL)	92	70

9-1. 바이오스피어2 실험이 심혈관계질환 위험인자에 미친 영향

표 9-1을 보면 장기간 칼로리 제한을 실시하자 체질량지수가 19까지 떨어졌다. 홀로코스트(2차 세계대전 당시 독일 나치가 저질렀던 유태인 대학살-역주) 생존자들의 평균 BMI가 14.2였던 점을 생각해보면 지나치게 쇠약한 상태까지 이르는 것은 상처 회복, 질병 저항 등 인체의 중요한 능력에 여러 가지 부정적인 결과를 가져올 수 있다.

따라서 칼로리 제한식을 그대로 따르기보다는 여러 연구를 통해 그간 밝혀낸 사실과 정보를 이용하여 지나친 체중 감량과 심각한 부작용 위험 없이 효과적인 식단 및 기타 치료법을 찾는 것이 훨씬 현명할 것이다.

식단관리로
심혈관계질환 치료하기

심혈관계질환을 치료하는 데에 있어서 식단관리의 역할을 조사한 연구가 몇 가지 있다. 그중 하나는 1990년대에 실시된 임의연구로, 이 연구에 참가한 사람들은 UC 샌프란시스코의 임상의학 연구원인 딘 오니시 Dean Ornish 의 이름을 따서 만든 '오니시 식단'에 따라 식사를 했다. 오니시 식단은 육식과 카페인이 전혀 없고 지방은 총열량의 10%로 제한하며 곡물, 채소, 과일, 콩류 위주로 섭취하고 당분은 하루에 12g만 허용한다. 그와 함께 가벼운 운동 또는 보통 수준의 운동과 스트레스 관리를 병행하자 겨우 1년 만에 실험 참가자들의 관상동맥 죽상경화증 위험이 개선됐다. 대조군의 건강상태가 점점 하향곡선을 그린 것과 달리 오니시 식단을 지킨 실험군은 28명 중 23명의 동맥경화증이 완화됐다.

5년이 지난 후 참가자들의 양전자방출 단층촬영술 PET, positron emission tomography 결과, 안정된 상태와 약물로 심장에 스트레스를 유도한 상태 모두에서 실험군의 심혈관계질환 관련 이상이 대조군보다 낮은 것으로 나타났다.

클리블랜드 클리닉 Cleveland Clinic 외과의사인 콜드웰 에셀스틴 Caldwell Esselstyn 이 고안한 식단 또한 처음에는 적은 수의 심혈관계질환 환자를 대상으로 먼저 효과를 검증받은 후 대규모 임상시험까지 진행됐다. 오니시 식단과 마찬가지로 육고기, 가금류, 생선, 유제품, 모든 종류의 오일, 견과류, 아보카도를 금지하며 채소, 콩류, 통곡물, 과일로 구성되어 있다.

에셀스틴 식단은 콜레스테롤 수치를 낮추는 데에 초점을 두고 있다. 첫 번째 연구에서 에셀스틴은 심한 관상동맥질환을 앓고 있는 환자 24명에게 식단 조절을 지시한 후 12년간 경과를 지켜보았다. 그 결과, 식단을 잘 지킨 환자 18명 전원의 관상동맥 상태가 유지 또는 개선됐으며 12년 후, 18명 중 17명은 콜레스테롤 수치를 145mg/dL 이하로 유지했다.

그러나 에셀스틴과 오니시 식단에는 몇 가지 한계가 있다. 먼저 두 식단은 매우 엄격하고 제한적이기 때문에 오랫동안 꾸준히 시킬 수 있는 사람이 많지 않다. 또한 견과류, 식물성 지방, 생선이 지닌 장점을 간과했다. 이들은 심혈관계질환 위험을 낮출 뿐 아니라 장수하는 인구가 많은 로마 린다(생선은 거의 먹지 않지만), 그리스 이카리아, 이탈리아 칼라브리아와 사르디니아, 일본 오키나와(올리브 오일 섭취량은 적지만)의 식탁에도 흔하게 올라오는 음식이다.

역학연구, 임상연구, 100세 이상 노인 연구 등 수많은 연구가 이들 음식의 장점을 뒷받침한다. 사람에게 칼로리 제한을 실시한 임상연구를 살펴보면 견과류, 올리브 오일, 기타 지방과 생선을 금하지 않았는데도 총 콜레스테롤 수치가 크게 낮아진 것을 볼 수 있다. CR 집단의 경우, 총 콜레스테롤 수치는 125mg/dL, LDL 수치는 60mg/dL까지 감소하여 에셀스틴이 질병 예방을 위해 이상적인 수치라고 여긴 총 콜레스테롤 150mg/dL, LDL 80mg/dL보다 낮은 수치를 기록했다.

요약하자면, 에셀스틴과 오니시 식단이 심혈관계질환을 치료하는 데에 효과적인 것은 사실이지만 장수학의 다섯 기둥과 여러 연구 결과를 고려하면 이 장의 뒷부분에서 소개할 건강수명 늘리는 식단을 실천하는 것이 어떨지 담당의와 상의해보기를 권한다. 내가 추천하는 식단은 견과류와 올리브 오일 그리고 오메가-3 지방산이 많은 연어 등의 생선을 포함하고 있으며 과일, 파스타, 빵과 1일 단백질 섭취량을 제한함으로써 노화 관련 질병의 위험을 줄였다.

: 주기적인 FMD로 심혈관계질환 예방 및 치료하기

우리 연구팀은 간단하고 효과적이면서도 원치 않는 변화들을 최소화한 심혈관계질환 예방법 또는 치료법을 찾는 일에 집중해왔다. 효소 활동을 방해하여 콜레스테롤 생성을 막거나 혈압을 낮추기보다는 세포 본연의 방어, 재생, 회춘 능력을 자극하고 개선하여 좀 더 젊고 건강한 상태로 돌려놓는 것을 목표로 했다.

대규모 임상시험으로 좀 더 확인이 필요하긴 하지만 암, 당뇨병과 마찬가지로 주기적인 FMD가 심혈관계질환 위험인자에 미치는 영향은 인상적이다. FMD를 3회 실시한 피험자는 어떠한 부작용도 없이 심혈관계질환 발생률과 염증 수치가 낮아졌다. 또한 지방 외의 체중은 빠지지 않고 체지방만으로 체중 감량이 일어났다. 한 달에 한 번씩 5일간 FMD를 3회 시행하고 일반 식사로 돌아간 피험자 전원의 허리둘레가 평균 1.6인치 감소했다.

그러나 일반적으로 FMD는 건강한 사람보다는 심혈관계질환 위험인자가 높은 사람들에게 그 효과가 더욱 두드러졌다. 약하게 고혈압 증상이 있는 사람의 수축기 혈압이 약 7mmHg 감소했고 트라이글리세라이드 수치가 높은 사람은 25mg/dL 낮아졌으며, LDL 수치가 위험수준이었던 사람은 거의 22mg/dL 정도가 떨어졌다. 또한 FMD를 3회 실시한 피험자 대부분이 심혈관계질환의 위험을 알려주는 중요한 염증 지표인 CRP 수치가 낮아지는 것을 경험했다(그래프 9-2 참조).

심혈관계질환 위험인자를 줄이는 FMD

100여 명을 대상으로 임상시험을 진행한 결과, FMD는 특히 심혈관계질환 위험인자가 높은 사람들에게 효과적으로 작용하여 심혈관계질환과 관련이 있거나 심혈관계질환을 일으키는 주요 위험인자 및 표지자를 낮추는 것으로 나타났다. 심혈관계질환과 관련하여 FMD가 보여준 결과는 다음과 같다.

1. 복부지방과 허리둘레가 감소했다.
2. 염증 위험인자인 C-반응성 단백질이 크게 감소했다.
3. 총 콜레스테롤 및 LDL 콜레스테롤 수치가 감소했다.
4. 트라이글리세라이드 수치가 감소했다.
5. 수축·이완기 혈압이 낮아졌다.
6. 공복혈당이 감소했다.

심혈관계질환을 예방 및 치료하기 위한 내 지침은 다음과 같다.

예방

1. 4장의 건강수명 늘리는 식단과 5장의 운동 지침을 따른다.

2. 주기적으로 단식 모방 다이어트를 실시한다. 심혈관계질환 위험인자가 없고 건강한 사람은 6개월에 한 번이면 충분하다. 그러나 과체중이고 위험인자가 2개 이상이며 심혈관계질환이나 뇌졸중과 관련하여 가족력이 있다면 적정체중에 도달할 때까지는 1개월에 한 번, 그 이후에는 6장에 설명한 지침에 따라 횟수와 주기를 줄일 수 있다.

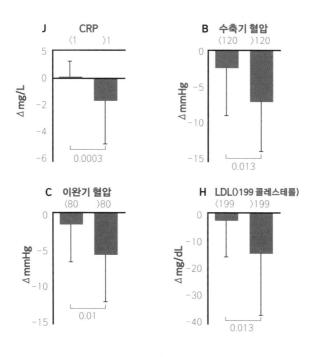

가장 효과적이고 안전한 방법은 심장 전문의와 상의하여 에셀스틴, 오니시, 월포드, 건강수명 늘리는 식단의 요소들을 이 장에서 논의한 임상연구와 역학연구로 새롭게 알게 된 정보에 따라 조합하는 것이다. 다음에서 제시하

는 지침에 대해 좀 더 구체적인 내용을 확인하고 싶다면 4장을 참조한다.

- No: 붉은 고기, 가금류, 생선을 제외한 각종 육류
- No: 유제품
- Yes: 생선
- Yes: 다량의 채소(유기농이면 더욱 좋다.)
- Yes: 렌틸콩, 병아리콩, 완두콩 등의 콩류(유기농이면 더욱 좋다.)
- Yes: 1일 100g 미만의 파스타, 빵 등의 통곡물
- Yes: 1일 1~2회 이하로 과일 섭취(사과 또는 오렌지 1개, 블루베리나 블랙베리 또는 딸기 두 움큼 등)
- Yes: 올리브 오일(1일 약 80g)
- Yes: 견과류(호두, 아몬드, 헤이즐넛으로 일일 약 30g)
- 하루 중 먹는 시간은 11~12시간으로 제한한다(예를 들어, 아침 8시부터 저녁 7시 또는 8시 사이에만 음식 섭취 가능).
- BMI가 25 이상이라면 식사는 하루에 두 끼만 먹고 나머지 한 끼는 당분이 낮고 섬유질이 풍부한 100칼로리 이하의 간식으로 대체한다.
- 설탕은 하루에 10g 미만으로 제한한다.
- 몸무게 1kg당 1일 약 0.7~0.8g의 단백질을 섭취한다. 몸무게가 59kg라면 하루에 40~47g의 단백질을 섭취하며 그중 30g은 근력 합성을 최대화하기 위해 한 끼 식사로 한 번에 섭취해야 한다.
- 5장과 같이 운동을 한다.
- 여기에서 제시하는 식단은 생선, 올리브 오일, 견과류에서 나오는 지방을 많이 섭취한다는 점에서 오니시 식단과 다르다. 그러나 일주일에 올리브 오일 1L를 섭취하도록 한 바르셀로나 연구에서와 같이 많은 양의 지방을 허용하지도 않는다. 바르셀로나 연구의 식단이 심

혈관계질환에 도움이 됐던 것은 분명하므로 그 점과 함께 수십 년간의 연구 결과와 오니시, 에셀스틴 등의 저지방 식단이 가진 장점, 올리브 오일과 견과류 섭취량을 줄이는 것이 건강에 이롭다는 증거가 없다고 밝힌 최근 연구까지 전체적으로 고려하여 식단을 짰다.

- 통합치료의 일환으로 이 책에서 소개하는 식단관리법을 활용하는 것에 대해 의사와 상의한다.
- 주기적으로 FMD를 실천한다. 그러나 혈압이 정상수치 이하로 떨어지지 않을 것이라는 확신이 없다면 FMD와 고혈압 약을 병행하는 것은 피해야 한다는 점을 담당의에게 분명하게 전달해야 한다.

지금까지 제시한 식단관리법의 심혈관계질환 치료 효과는 아직까지 대규모 임상시험을 통해 확인이 필요한 단계이므로 표준 치료법을 보완하는 정도로만 쓰여야 한다는 사실을 명심하자. 그러나 현재까지 진행된 초기 시험 결과들이 매우 긍정적이므로 앞으로 좀 더 많은 인원을 대상으로 임상시험을 진행하고 FDA 승인을 받기까지 이러한 식단관리법이 존재한다는 사실을 잊지 말고 기억해두는 것이 좋겠다. 다음 장에서 살펴볼 퇴행성 신경질환, 특히 알츠하이머 등의 기타 치매에 대해서도 마찬가지다.

영양
섭취와
단식
모방
다이어트로

퇴행성 신경질환
예방 및
치료하기

———

Chapter

10

The

Longevity

Diet!

이 장을 검토해준 베를린 샤리테 의과대학 실험임상연구원 케톤 식이요법·단식 모방 다이어트 전문가인 신경학자 마르쿠스 복Markus Bock과 제노바대학교 산 마르티노 병원 노인병학과 원장인 파트리치오 오데티Patrizio Odetti에게 감사 인사를 드린다.

단백질 제한과
알츠하이머병

뇌의 기능과 손상은 내가 오랫동안 학문적인 관심과 열정을 보인 분야다. 노화와 마찬가지로 뇌는 수많은 과학적 도전을 꺾어놓았다. 특히, 뇌를 괴롭히는 질병인 알츠하이머나 파킨슨 병 등은 환자뿐만 아니라 주변 사람들까지도 갉아먹는다. 그러나 나는 90세, 100세가 되어서도 여전히 총명하고 재치있는 노인들을 많이 만나고 또 함께 시간을 보냈다. 내 목표는 최대한 많은 사람들이 정상적인 지적 기능을 유지하면서 오랫동안 삶을 즐길 수 있도록 돕는 것이다.

이 장에서는 영양섭취와 FMD가 알츠하이머병과 다른 치매의 발생과 진행에 미치는 영향 위주로 살펴볼 것이다. 파킨슨병 또한 우리 연구팀이 깊은 흥미를 가지고 있는 주제지만 관련된 연구를 아직 마치지 못했다. 건강수명 늘리는 식단과 FMD가 파킨슨병에도 효과가 있으리라 기대하지만 기초연구와 임상시험도 진행하기 전에 긍정적인 결과를 예측하는 것은 지나치게 성급한 일이다.

치매의 60~80%는 알츠하이머병AD, Alzheimer's disease이 차지한다. 알츠하이머병에 걸리면 기억을 잃고 일상적인 생활이 어려워지는 특징이 있다. 초기단계의 환자는 비교적 최근에 알게 된 정보를 떠올리는 데에 어려움을 겪으며, 후기로 갈수록 방향감각을 잃고 기분과 태도가 시시각각 변하며 가족이나 자신을 돌봐주는 보호자를 알아보거나 기억하지 못하여 의심하는 일이 잦아진다. 기억상실이 심해지면 말하거나 걷는 것, 심지어 음식을 삼키는 것조차 어려워진다.

내가 1997년 USC 신경학자 칼렙 핀치의 연구실에서 AD에 대한 첫 연구를 시작할 당시, 이 질병을 물리칠 수 있는 가장 가능성 있는 전략은 베타 아밀로이드라고 하는 단백질에 저항하는 백신이었다. 베타 아밀로이드 단백질은 알츠하이머병 환자의 뇌에 축적되며 유전성, 비유전성 알츠하이머 모두에서 발견되었기 때문에 정확한 기전은 알 수 없지만 이 단백질이 어떤 형태로든 알츠하이머병에 관여한다는 것에 대해서는 과학자들이 대체로 의견을 같이했다. 그러나 20년이 지난 후에도 이 전략은 별다른 효과를 보지 못했고 수많은 연구원들이 아직도 AD 치료법을 찾기 위해 고군분투하고 있다. 심지어 베타 아밀로이드의 축적이 이 질병의 주요 원인인지조차 확실치 않아졌다.

AD 치료법을 찾기 위해 연구를 계속하는 한편 우리는 알츠하이머병 진단을 받는 평균 연령을 5년만 미루어도 환자 수를 거의 절반으로 줄일 수 있다는 사실에 주목했다. 주로 매우 늦은 나이에 시작되는 병이기에 발병 시기를 늦추면 그전에 다른 원인으로 먼저 사망하는 경우가 많았기 때문이었다. 따라서 AD는 FMD 등과 같이 노화 작용에 광범위한 영향을 미치는 식단을 실천함으로써 효과를 볼 수 있는 가능성이 특히 더 많은 질병이며 이를 통해 알츠하이머병의 시작 시기와 진행 속도를 지연할 수 있으리라 기대한다.

: 쥐의 알츠하이머병 예방하기

당연한 이야기지만 알츠하이머병의 주요 위험요인은 노화다. 95세 노인의 알츠하이머병 발병률은 60세와 비교하여 100배 이상 높다. 알츠하이머를 일으키는 것으로 알려진 인간의 유전자를 쥐의 유전자에 삽입하면 AD 환자에게 나타나는 기억상실, 학습능력 저하 등의 증상을 유도할 수 있다. 이러한 동물연구는 알츠하이머병을 이해할 수 있는 중요한 기반을 제공해주었다.

다시 한 번 말하지만 알츠하이머병의 치료법을 알아내기 위해 쥐를 희생시키는 것은 가슴 아픈 일이다. 그러나 사람에게 임상시험을 시작하기 전에는 쥐로 먼저 실험을 하는 것 외에 다른 방법이 없다. 다만 우리가 진행하는 AD 연구에서 쥐는 고통스러워 보이지 않으며 유전자 조작으로 발생한 인지능력 후퇴는 노년기에 접어든 AD 환자에게서 나타나는 모습과 유사하다.

이러한 쥐 실험 덕분에 현재 우리 연구팀은 제노바대학교의 임상 노인병 전문의와 신경학자들과 함께 FMD로 AD를 예방하고 치료할 수 있을지에 대한 임상시험의 준비를 갖출 수 있었다. 알츠하이머병 환자에게 시험을 실시하기 전에 먼저 건강한 일반인들을 대상으로 FMD가 인지능력에 미치는 효과를 확인한 결과, 매우 긍정적이고 희망적인 성과를 거두었다. 여기서의 핵심은 식단과 알츠하이머병의 상관관계를 연구한 쥐 실험들을 일일이 살펴보는 것이 아니다. 그보다는 퇴행성 신경질환을 예방하고 치료할 수 있는 식단을 찾기 위해 기초를 쌓는 것을 목표로 해야 한다.

첫 번째 연구에서 우리는 노화를 가속하는 유전자를 조절함으로써 알츠하이머의 시작 시기를 늦추려 했다. 실험을 위해 알츠하이머와 관련 있는 유전자 3가지(APP, PS1, tau)를 쥐에게 이식했다. AD의 최초 발병 시기가 대부분 70세가 넘는다는 점을 참작하여 장기적인 칼로리 제한은 고려하지 않았다. 칼로리 제한이 행여 AD에 도움이 된다 하더라도 나이 많은 노인들이 안전하게 실천할 수 있는 방법은 아니기 때문이었다. 대신에 우리는 평범한 듯 보이지만 필수 아미노산 9가지(인체에서 생산할 수 없는 아이소루신, 루신, 라이신, 메티오닌, 페닐알라닌, 트레오닌, 트립토판, 발린, 아르지닌)가 부족한 식사를 제공함으로써 쥐의 세포들을 속이고 주요 노화 촉진 유전자 2가지의 활동을 조절하기로 했다. 반면 인체 내에서 자체적으로 합성이 가능하여 음식으로 섭취할 필요가 없는 비필수 아미노산은 충분하게 제공했다. 즉, 일반 식사와 크게 다르지는 않지만 필수 아미노산은 부족하고 비필수 아미노산은 풍부한 식단으로 실험을 진행한 것이다.

청년기부터 중년기까지 쥐는 필수 아미노산을 제한한 식단과 일반 식단을 격주로 반복했다. 식단 변화는 최소화했지만 그 효과는 확실해서 노화와 암을 촉진하는 것으로 알려진 성장인자 IGF-1의 수치가 75% 감소했다. 또한 흥미롭게도 식단이 IGF-1 수치에 미친 효과는 일반식으로 돌아간 후에도 계속됐다. 몇 달 후, 격주로 단백질 제한식을 먹은 쥐는 여러 인지능력검사에서 월등한 성과를 거두어 알츠하이머 증상에서 멀어진 것으로 나타났다.

이러한 결과는 영양기술의 잠재력을 보여주는 증거다. 음식의 구성성분과 조합이 특정 유전자와 경로에 미치는 영향을 이해하면 일상생활에 큰 변화 없이 식단관리만으로도 약물치료에 비견하는 혹은 그보다 뛰어난 효과를 얻을 수 있다. 영양기술은 특별한 생물학적 또는 의학적 기능이 있는 물질의

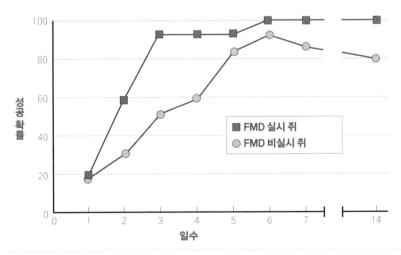

10-1. FMD를 실시한 쥐는 인지능력검사에서 더 나은 결과를 거두었다

함량을 높여서 만든 '기능성 식품nutraceutical'과는 개념이 다르다. 가령 비타민 C가 농축된 아세로라는 기능성 식품으로 볼 수 있다.

앞서 설명한 연구에서 쥐는 중년기부터 한 달에 두 번씩 4일 코스의 칼로리 제한 FMD를 진행했다(한 달에 총 8일). 이처럼 FMD를 실시한 쥐는 노년기에 접어들자 대조군 쥐들에 비해 훨씬 뛰어난 학습능력 및 기억력을 보였다(그래프 10-1 참조). 뿐만 아니라 운동 협응(쳇바퀴 돌리기), 장기·단기 기억력 등 모든 검사에서 향상된 결과가 나타났다.

FMD는 뇌의 노화를 포함한 각종 노화 작용에서 핵심 역할을 하는 유전자에 깊은 영향을 미쳤다. 미국 국립노화연구소는 이 분야에 많은 연구를 해왔으며 특히 격일제 단식을 집중적으로 연구했다. 하루는 굶고 하루는 평소대로 식사를 한 쥐들은 학습능력과 기억력이 개선됐으며 이러한 효과는 건강한 쥐와 알츠하이머병을 앓고 있는 쥐 모두에게서 관찰됐다.

우리는 현재 이와 비슷하지만 칼로리 제한 정도가 덜 엄격한 식단의 효과를 확인하기 위해 임상시험을 시작할 준비를 마쳤다.

: 식단관리로 사람의 알츠하이머병 예방하기

주기적인 FMD는 더 오래 그리고 대개는 더 건강하게 수명을 늘리는 힘이 있기에 대부분의 사람들에게 추천하지만, 총열량이 낮기 때문에 70세 이상 노인에게는 권하지 않는다. 알츠하이머병을 예방하는 대신에 면역체계가 무너지거나 몸이 약해진다면 그 식단을 따라야 할 이유가 없지 않겠는가? 이와 같이 식단관리를 시작하기 전에 해당 식단의 질병 예방 또는 치료 효과와 부작용 가능성을 반드시 저울질해야 한다. 예컨대 65세 성인이 높은 AD 위험인자를 갖고 있다면 FMD로 발생할 수 있는 최소한의 위험을 감수하는 것이 합리적인 선택이다. 그러나 70세가 넘어가면 이야기는 달라진다. (단, 체중과 근육량, 전반적인 건강상태, 담당의의 판단에 따라 그 이상 FMD를 유지할 수도 있다.)

　한 가지 염두에 둘 것은, 나이가 많은 동물에게 칼로리 제한을 실시했더니 근력 손실이 줄고 오히려 근육량이 개선됐다는 결과를 얻은 연구도 있었다는 점이다. 따라서 주기적인 FMD가 노인의 근육량과 근력에 어떠한 영향을 미치는지에 대해서는 좀 더 연구가 필요하다. 근래에 들어 비교적 저렴한 비용으로 정확도가 높은 DNA 검사가 가능해짐에 따라 개인마다 자신이 가지고 있는 특정 질병 또는 유전자에 맞게 식단을 짜는 것 또한 고려할 수 있게 됐다. 예를 들어, 콜레스테롤 및 콜레스테롤과 유사한 분자 물질을 운반하는 APOE 단백질에는 APOE2, APOE3, APOE4 이렇게 3가지 종류가 존재한다. 대립유전자(염색체는 2개씩 쌍을 이루고 있는데 한 쌍의 상동염색체에서 같은 위치에 존재하는 유전자를 대립유전자라고 한다. 각각의 대립유전자가 가지고 있는 유전 정보가 합쳐져서 형질을 결정한다-역주) 2개가 모두 APOE4 유전자인 사람(특히 여성)은 다른 사람들보다 알츠하이머병에 걸릴 확률이 15배나 높다. 일반적인 85세 이상 노인이 AD에 걸릴 확률이 40% 남짓인 데에 반해, 대립유전자로 APOE4 유전자를 2개 가지고 있는 사람은 그 위험이 91%까지 치솟으며 그중 절반은 68세가 되기 전에 AD에 걸린다. 따라서 만약 자신의 부모나 조부모가 알츠하이머병을 앓고 있다면 유전자 검사를 통해 자신이 AD 위험인자를 갖고 있는지 확인해보는 것이 좋다. 검사 결과가 양성으로 나온다면 다음과 같은 식단을 따르는 것에 대해 의사와 상의해보도록 한다.

어떤 음식이
뇌에 좋을까?

: 올리브 오일과 견과류

주기적인 FMD가 쥐의, 그리고 아마도 사람의 인지 관련 질병을 예방하는 데에 효과적이긴 하지만 매일 먹는 음식 또한 인지 건강에 핵심적인 역할을 한다. 건강수명 늘리는 식단이 퇴행성 신경질환에 도움이 되는지는 아직 연구 중이나 지중해식 식단에 올리브 오일을 듬뿍 추가하여 먹는 것이 인지능력 저하를 막는 효과가 있다는 사실은 꽤 예전부터 알려져 왔다.

스페인 바르셀로나에서 6년에 걸쳐 이뤄진 한 연구는 9장에서 살펴봤듯이 처음에는 심혈관계질환 연구를 목적으로 계획되었기에 심혈관계질환 위험인자는 높지만 인지능력은 건강한 지원자 447명(평균 연령 67세)을 대상으로 진행됐다. 연구 참가자들은 지중해식 식단에 올리브 오일을 추가한 집단, 지중해식 식단에 견과류 1일 30g을 추가한 집단, 일반 식사에 지방을 줄인 대조군, 이렇게 세 집단 중 하나에 임의 배정되었다. 그 결과, 지중해식 식단에 올리브 오일이나 견과류를 추가한 참가자들이 저지방 식단을 먹은 대조군보다 인지능력검사에서 더 뛰어난 결과를 보였다.

지중해식 식단에 올리브 오일 또는 견과류를 곁들여 먹는 것은 60세 이상 성인의 인지기능 개선에 도움이 되는 것으로 나타났다. (그보다 젊은 사람들에게도 동일한 효과가 있으리라 생각된다.) 그러나 지중해식 식단과 퇴행성 신경질환에 대한 연구를 상당수 분석한 결과, 지중해식 식단을 고수했을 때에 퇴행성 신경질환의 발생률은 겨우 13%가량 낮아질 뿐이있다. 따라서 뇌 건강을 최대한 유지하고 알츠하이머병을 지연 또는 방지하기 위해서는 다음과 같이 건강수명 늘리는 식단에 올리브 오일, 견과류 등의 영양소를 추가로 섭취하는 것을 추천한다. 이러한 식단이 치매 예방에 효과가 있는지는 아직 증명되지 않았으나 지중해식 식단보다 엄격한 형태일 뿐만 아니라 몸에 이로운 영양소가 많이 더해진 식단이므로 영향력이 클 가능성이 매우 높다.

: 커피와 코코넛 오일

커피가 건강과 수명에 미치는 영향에 대해서는 논란이 많다. 예전에는 커피를 암, 심혈관계질환 등 여러 노화 관련 질병을 일으키는 위험인자 중 하나로 분류했으나 좀 더 신중하게 진행된 최근 연구에서는 적당량의 커피가 오히려 파킨슨병, 2형 당뇨병, 간질환 등 많은 질병을 예방한다는 결과가 나오고 있으며 심지어 알츠하이머병을 방지한다는 연구 결과도 있다.

　사우스캐롤라이나대학교 University of South Carolina 연구원들은 1966년부터 2014년 사이에 발표된 논문들을 검토하여 커피와 치매의 상관관계에 대한 연구 결과를 모았다. 총 11개의 논문에서 약 2만 9천 명에 달하는 자료를 찾을 수 있었다. 그 결과, 커피를 마시는 사람과 마시지 않는 사람들의 치매 발생률에는 큰 차이가 나타나지 않았다. 그러나 커피 섭취량이 가장 많은 집단에 속하는 사람들은 알츠하이머병에 걸릴 확률이 약 30% 정도 낮았다. 즉, 하루에 커피를 3~4잔 마시면 파킨슨병과 마찬가지로 알츠하이머병을 예방할 가능성이 있다는 것이다. 이것은 아마도 커피에 많이 함유된 폴리페놀의 영향일 것으로 생각된다. 그러나 많은 양의 커피를 마시는 것은 부작용 또한 있을 수 있으므로 의사와 상의하여 AD 위험인자가 매우 높을 때에만 고려하는 것이 바람직하다.

한편 코코넛 오일은 포화지방 함유량이 매우 높다. 그러나 13~21개의 탄소가 체인처럼 길게 나열된 형태를 띤 다른 포화지방과 달리 코코넛 오일 속 포화지방은 체인 길이가 길지 않은 중쇄지방산(MCFA, medium chain fatty acid, 6~12개의 탄소가 나열된 지방산)이다. MCFA는 단식 중에 많이 생산되는 분자 물질인 케톤체로 쉽게 전환될 수 있다. 케톤체는 장기적인 단식 등으로 포도당이 부족할 때에 뇌의 주요 에너지원으로 사용된다.

알츠하이머병 환자를 관찰한 한 연구에서는 엑스트라 버진 코코넛 오일을 매일 40ml씩 먹으면 인지 건강이 향상된다는 사실을 확인했다. 이는 MCFA가 치매를 예방한다고 밝힌 또 다른 연구와도 일치한다. 좀 더 대규모 임상시험을 통해 코코넛 오일의 치매 예방 효과를 확인할 단계가 남아 있지만 현재까지의 결과만 보면 코코넛 오일은 AD 환자의 인지능력을 개선하는 효과가 있을 것으로 보인다. 그러나 미국심장협회에서는 포화지방을 함유하고 있는 코코넛 오일을 몸에 나쁜 음식으로 분류하고 있다. 이러한 우려가 적절한지에 대해서는 의견이 분분하지만 치매의 예방 또는 치료를 위해 코코넛 오일을 섭취할 때에는 심혈관계질환 위험이 증가할 수 있다는 가능성 또한 고려해야 한다.

'나쁜' 지방과
알츠하이머병

코코넛 오일의 MCFA와 올리브 오일의 단일불포화지방은 알츠하이머병을 예방하지만 일명 '나쁜' 지방으로 불리는 포화지방 등은 오히려 치매와 심혈관계질환 위험을 증가시킬 수 있다. 실제로 여러 연구에서 포화지방 또는 트랜스지방의 섭취가 치매 발생률을 높인다고 경고한다. 시카고에서 진행된 건강과 노화 프로젝트Chicago Health and Aging Project에서는 포화지방 또는 트랜스지방을 섭취하자 AD 위험인자가 증가하는 현상을 확인하기도 했다. 이러한 결과들을 고려하면 건강수명 늘리는 식단은 포화지방과 트랜스지방을 함유한 동물 유래 음식(특히 붉은 고기, 버터, 치즈, 홀밀크whole milk, 돼지고기, 사탕 등)을 거의 허용하지 않으므로 인지 건강에 도움이 된다는 사실을 유추할 수 있다.

영양제 섭취의
효과는?

뉴런의 손상을 막아 신경을 보호하는 것으로 알려진 비타민과 영양소가 있다. 지나치게 단순화한 관점이긴 하지만, 몇몇 연구에서 오메가-3 지방산, 비타민B 종류, 비타민C·D·E의 결핍이 뇌의 노화 및 치매와 연관이 있다는 사실을 발견했다. 그러나 지금까지 진행된 대부분의 연구는 영양제를 복용하여 이러한 비타민과 영양소를 다량 섭취하는 것이 치매 예방에 도움이 된다는 상관관계를 명확히 밝히는 데에 실패했다.

따라서 영양제보다는 매일 먹는 음식으로 이러한 영양소를 충분하게 섭취하는 것이 중요하다. (부록B에서 영양소별 추천 음식을 참조할 수 있다.) 여러 연구 결과에 따르면 AD 환자는 엽산과 비타민A·B12·C·E 수치가 낮은 것으로 나타난다. 현재까지 밝혀진 사실을 종합하여 정리해보면, 비타민이나 지방산을 영양제로 보충하는 것이 치매를 예방하는 효과가 있다는 증거는 없지만 적어도 영양소의 결핍으로 뇌의 퇴화와 치매가 가속화하는 위험은 피할 수 있다. 비타민이 풍부한 음식은 AD 위험을 낮출 수 있으나 가령 비타민B 영양제는 음식으로 엽산을 섭취하기 어려운 나라가 아닌 이상 거의 효과가 없다.

연령별로 체질량지수
관리법이 다르다

체질량지수(신장 대비 체중)와 인지능력 사이의 상관관계는 복잡하고 나이에 따라 다르다. 청년기 또는 중년기 성인의 경우 BMI가 높으면 노인이 되었을 때 인지능력이 떨어지거나 치매에 걸릴 확률이 높다. 그러나 노년기 성인은 BMI가 약간 높은 편이 인지능력 개선과 사망률 저하에 도움이 된다. 따라서 65세까지는 이상적인 체중과 허리둘레를 유지하고 66세 이상부터는 건강을 해치지 않는 범위 내에서 체중과 허리둘레를 최대한 늘리는 것이 바람직하다. 남성의 경우, 65세 또는 75세까지의 BMI는 22~23 수준이 적당하지만 75세가 넘으면 근육량 손실 등으로 몸이 약해지는 현상을 막기 위해 BMI를 23~25 정도로 유지하는 것이 더 이상적이다.

따라서 노년기에 접어들면 BMI 증가를 위해 달걀, 염소젖 또는 양젖으로 만든 치즈와 요구르트, 다크 초콜릿, 과일, 좀 더 많은 양의 생선과 해산물 등 건강수명 늘리는 식단에서 금하거나 소량만 허용했던 음식을 추가로 섭취함으로써 불필요한 체중 감량과 근육량 손실을 막을 수 있다. 단백질을 적정량 섭취하면서(몸무게 1kg당 1일 0.9g) 근력운동(5장 참조)을 병행하면 더욱 좋다. 단, 아무리 노년기라도 이러한 음식을 지나치게 많이 먹는 것은 주의해야 한다.

알츠하이머병 환자를 위한
식단관리

치매를 예방하는 것으로 알려진 식단(코코넛 오일, 올리브 오일, 건강수명 늘리는 식단 등)은 치매로 발전할 가능성이 높은 경도인지장애나 알츠하이머병을 앓고 있는 환자에게도 도움이 될 수 있다.

암, 당뇨병, 심혈관계질환과 달리 알츠하이머나 기타 치매에 식단이 미치는 영향에 대해서는 아직까지 알려진 바가 많지 않아 여전히 추측 단계에 머물러 있다. 그러나 AD가 환자는 물론 가족들까지도 무너뜨리는 질병이라는 점, 대부분의 환자들이 앞으로 이뤄질 연구 결과를 마냥 기다릴 형편이 안 된다는 점을 고려하여 이 책에서는 이미 완료된 쥐 실험과 함께, 진행 예정인 임상시험까지 다룰 것이다.

다시 한 번 말하지만 이 장에서 제시하는 식단의 목표는 AD를 완치하기보다는 질병의 시작 시기를 5년이나 10년 또는 그 이상 미루고자 노력하는데에 있다. 또한 아직까지 완전하게 증명되지 않은, 위험할 수 있는 전략이며 그 효과와 안전성을 확인하기 위해서는 앞으로 좀 더 많은 임상연구가 필요하다. 따라서 특정 환자가 이 식단을 시도해도 괜찮을지에 대한 결정은 AD를 전문으로 하는 신경 전문의만이 내릴 수 있으며 승인받은 임상시험의 일환으로만 활용하는 것이 가장 적절하다.

앞에서 살펴봤듯이 쥐에게 단백질 없이 비필수 아미노산만 보충한 식단과 단백질이 풍부한 일반 식단을 격주로 번갈아 제공하자 인지능력 개선에 긍정적인 결과가 있었다. 이와 같이 AD 환자는 경험 많은 신경 전문의의 도움을 받아 저단백 식단(몸무게 1kg당 약 0.2~0.3g)과 비교적 고단백 식단(몸무게 1kg당 약 1.0g)을 격주로 번갈아 먹는 방법을 시도해볼 수 있다. 한 주는 탄수화물과 '좋은' 지방(고기는 제한하고 생선, 달걀, 우유, 치즈와 약간의 콩류를 먹는다) 위주로 섭취하고 다음 한 주는 영양이 풍부한 건강수명 늘리는 식단을 실시한다. 또한 매일 코코넛 오일 40ml를 추가로 먹는다. '영양섭취 주간'에는 연어 등과 같이 오메가-3 오일이 풍부한 생선(부록B 참조)을 적어도 주 3회 섭취하되 수은 함량이 높은 생선은 피하도록 한다.

이와 같이 저단백 식단과 일반적인 식단을 격주로 반복하는 것을 6개월 이상 지속한 후 (1) 인지능력이 개선되었는지 (2) 체중과 근육량이 감소하거나 기타 바람직하지 않은 증상이 나타나지 않았는지 확인한다. 체중과 근육량이 5% 이상 감소했다면 적정체중을 회복할 때까지 식단 조절을 멈춘다.

한 달에 한 번씩 FMD를 하는 방법도 있다. 이 방법은 20세부터 70세 성인에게는 안전하다고 말할 수 있으나 그보다 나이가 많은 노인이나 AD 환자에게는 시도한 적이 없으므로 위험성을 안고 있는 전략이다(6장 참조). 그러나 적은 인원에게 사전 임상시험을 실시한 결과, 한 달에 한 번씩 3회 FMD를 시행한 피험자의 인지능력이 향상된 것을 확인할 수 있었다. 이는 중년기부터 한 달에 두 번씩 FMD를 한 쥐가 노년기에 이르렀을 때 신경 재생 및 인지능력이 다른 쥐보다 뛰어났다는 동물실험 결과와도 일치한다.

다만 FMD는 나이가 많은 사람들, 특히 몸이 약하거나 저체중이거나 병이 진행되면서 체중이 감소한 경우에는 매우 위험할 수 있다. 따라서 FMD 기간이 아닐 때에는 반드시 채소와 생선을 위주로 영양이 풍부한 식사를 하고 비교적 많은 양의 단백질(몸무게 1kg당 약 1.0g)을 섭취해주어야 한다.

다시 한 번 강조하지만 이 장에서 제시한 전략들은 더 이상 시도해볼 수 있는 대안이 없을 경우에 한해서 신경 전문의의 조언을 토대로 매우 신중하고 주의 깊게 실시해야 하며, 가급적이면 임상시험의 일환으로만 활용하는 것이 좋다.

몸과 마음을
움직이기

신체 · 정신적으로 활동적인 상태를 유지하는 것은 노화로 인한 치매를 방지하는 힘이 있다. 총 18개의 임상시험 결과를 검토하여 800여 명의 환자에 대한 자료를 모아 운동과 치매의 상관관계를 조사했더니 신체활동, 특히 달리기나 수영과 같은 유산소 운동이 치매 환자의 인지 기능을 개선한다는 결과가 나타났다(5장에서 설명한 운동 지침 참조).

운동은 치매의 예방과 치료 모두에 있어서 중요한 요소이다. 몸이 약하고 나이가 많은 환자에게는 달리기나 수영보다 실내 자전거가 더 적합할 것이다. 페달 강도는 힘들지만 몸에 무리가 가지 않을 수준으로 조절한다.

AD 및 기타 치매를 물리칠 수 있는 또 다른 방법은 뇌 활동을 활발히 하는 것이다. 독서나 퍼즐, 컴퓨터 게임 등은 모두 인지능력을 개선하고 치매를 예방 또는 지연하는 것으로 알려져 있다.

퇴행성 신경질환의
예방 및 치료 지침

: **예방**

치매에 걸릴 확률이 높은 사람들(가족력이 있거나 인지장애 초기 증상이 나타나는 경우)은 다음의 지침을 따르도록 한다.

- 건강수명 늘리는 식단과 주기적인 FMD를 시행한다.
- 올리브 오일(1일 50ml)과 견과류(1일 30g)를 충분히 섭취한다.
- 커피를 마신다. AD 발생 확률이 낮은 사람은 하루에 1~2잔, 높은 사람은 최대 3~4잔까지 마신다. 불편함을 느끼면 의사와 상의한다.
- 하루에 코코넛 오일 40ml를 섭취한다. 단, 심혈관계질환 위험이 높아질 수 있다는 점을 고려해야 한다. (심혈관계질환을 앓고 있거나 위험인자가 높은 사람은 코코넛 오일을 섭취해서는 안 된다.)
- 포화지방과 트랜스지방을 피한다.
- 수은 함량이 낮은 생선과 염소젖으로 만든 유제품을 제외한 모든 동물성 식품을 피한다.
- 오메가-3, 비타민B 종류, 비타민C · D · E 등의 영양소가 풍부한 식사를 한다.

- 멀티비타민과 미네랄 영양제를 매일 보충한다.

: 치료

이미 AD나 치매 진단을 받은 환자를 위한 지침은 다음과 같다. 그러나 다음의 방법은 반드시 신경 전문의의 승인과 조언이 필요하며 표준 치료법과 병행해서 이뤄져야 한다.

- 치매 예방 지침에서 제시한 항목을 모두 따른다.
- 신경 전문의와 상의하여 단백질 및 필수 아미노산이 부족한 식단과 일반적인 식단을 격주로 반복한다. 그리고/또는 주기적인 FMD를 시행한다. AD 등과 같이 주로 노년기에 시작하는 질병을 치료하기 위해 칼로리 또는 영양소를 제한하는 식단은 나이가 많은 환자들에게 위험할 수 있다는 사실을 명심해야 한다. 따라서 이와 같은 환자를 다루는 신경 전문의는 식단 조절로 인한 위험 및 부작용은 최소화하면서 뇌 기능 향상 효과는 최대화할 수 있도록 전문 영양사와 협업하는 것이 필요하다.

　우리 연구팀의 AD 연구가 추측 단계에 머물러 있는 것은 사실이지만 나는 이 분야에 특히 더 열정을 쏟고 있다. 건강수명 늘리는 식단 등의 전략을 통해 노화 작용에 영향을 가하면 질병을 지연하거나 예방하고 건강을 유지하여 엠마 모라노나 살바토르 카루소처럼 1시간 전에 무엇을 했는지부터 어린 시절의 추억이나 노래까지 생생하게 기억할 수 있을 것이다. 바로 이러한 꿈을 향해 우리는 세계 여러 곳의 연구소 및 연구원들과 함께 달려가고 있다.

영양
섭취와
단식
모방
다이어트로

자가면역질환
예방 및
치료하기

Chapter

11

The

Longevity

Diet!

이 장을 검토해준 로스앤젤레스, USC 임상영양학센터의 센터장이자 부교수인 의학박사 커트 홍과 베를린 샤리테 의과대학 실험임상연구원의 대표원장인 안드레아스 미칼센에게 감사를 표한다.

노화가 공격하는
자가면역체계

나이가 들면서 인체는 면역체계세포에 손상 또는 기능 이상이 발생한다. T 세포, 대식세포, 호중구 등 면역체계의 핵심인 백혈구는 자연적으로 염증성 인자를 생성한다. 정상적인 상태에서 이들은 박테리아나 바이러스와 싸우는 것부터 암세포를 비롯한 손상된 세포를 죽여서 처리하는 일까지 다양한 면역 기능에 있어서 중심적인 역할을 수행한다.

그러나 노화가 진행되고 병에 걸리면 백혈구와 염증성 인자에 문제가 생길 수 있다. 필요하지 않은 상황에서도 염증반응이 활성화되어 몸 전체에 약하게 전신성 염증이 나타난다. 경우에 따라서 이러한 염증은 정상적인 세포 또는 세포 내 분자 물질에 대해 강력한 면역반응을 일으켜서 자신의 신체 일부를 공격하는 자가인식 현상이 나타난다. 다발성 경화증, 크론병, 1형 당뇨병 등과 같은 자가면역질환이 바로 이와 같은 과정으로 발생한다.

암과 심혈관계질환의 위험인자이기도 한 전신성 염증은 혈중 C-반응성 단백질CRP 수치를 측정하여 확인한다. 전신성 염증이 발생하면 간이 그에 반응하여 CRP를 생산하기 때문이다. 한 연구에서 CRP 측정을 통해 조사한 결과에 따르면 미국 성인의 3분의 1이 전신성 염증을 갖고 있다고 한다. 유럽 등 다른 지역 인구도 예외는 아니다. 서양식 식단, 비만, 감염에의 노출 등 건강하지 않은 생활습관과 노화가 낳은 결과이다. 지중해식 식단이 질병 위험을 낮춘다는 정보 때문에 많은 유럽인들이 자신은 건강할 것이라고 믿는다. 그러나 앞에서 살펴봤듯이 가장 엄격한 형태의 지중해식 식단이라도 노화와 질병에 미치는 긍정적인 영향에는 한계가 있다. 또한 대부분의 유럽인들은 지중해식 식단이 정확히 어떤 음식들을 가리키는지 알지 못하며 지중해식 식단을 엄격하고 꾸준하게 지키는 것은 매우 어려운 일이기 때문에 심지어 지중해 지역에서조차도 거의 지켜지지 않는다.

최근 세계 인구를 분석한 한 연구에서는 인구의 8~9%가 주요 자가면역질환 29가지 중 하나를 진단받은 경험이 있었다. 그중에서도 1형 당뇨병, 나발성 경화증, 크론병, 다발근육통, 건선, 루푸스, 류마티스 관절염이 가장 흔하게 나타났다.

더 큰 문제는 자가면역질환 환자의 수가 지난 30년간 계속해서 증가하고 있다는 사실이다. 최근 10년 동안에는 발병률이 세계적으로 무려 연 19%나 상승했다. 5년마다 2배씩 증가해온 셈이다. 자가면역질환을 인지하고 진단하는 기술이 발전한 이유도 있겠지만 환경적 요인과 식습관 또한 중요한 원인일 것으로 생각된다.

익숙한 식단이
자가면역질환에 안전하다

비만은 다발성 경화증, 류마티스 관절염 등 다발성 자가면역질환과 크론병 등 소화기관 관련 자가면역질환에 영향을 미치는 것으로 알려져 왔다. 지방세포는 TNF 알파, IL-6 등과 같은 염증성 분자가 생성되는 데에 중요한 재료로 쓰일 수 있으므로 비만과 자가면역질환의 상관관계는 다시 복부지방과 연결 지을 수 있다. 복부 등 인체 어딘가에 축적된 지방은 면역반응을 자극하는 분자 물질을 생성하여 면역세포가 자기 신체 내의 정상적인 체세포를 적으로 돌리도록 유도할 수 있다.

나트륨의 과다 섭취 또한 여러 자가면역질환의 주요 장본인인 T세포의 활성화를 촉진하여 자가면역질환을 일으킬 수 있다. 자가면역질환에서 나트륨이 하는 역할을 확인하고 이해하기 위해서는 좀 더 많은 연구가 필요하지만 나트륨은 심혈관계질환의 위험을 높이기도 하므로 자가면역질환 진단을 받았거나 위험요인이 있는 사람들은 적정량만 섭취하도록 주의하는 것이 좋겠다.

식단을 조절하면 장내 박테리아 조성을 변화시킴으로써 여러 면역세포를 조절하여 면역체계에 도움이 될 수 있다. 일반적인 서양식 식단이 장 미생물에게 좋지 않은 염증성 영향을 미친다는 사실은 잘 알려져 있다. 한 연구에서는 육식 위주의 서양식 식단을 채식 위주로 바꾸는 것만으로도 장내 박테리아 조성이 빠르게 개선되는 것을 확인했다.

: 조상 대대로 익숙한 음식으로 차려진 식탁

아직까지 과학적 증거가 탄탄한 것은 아니지만 세계적으로 자가면역질환이 급증한 원인으로는 식량 공급의 세계화에 따라 무엇을 먹을지 고민할 수 있는 선택지가 넓어졌다는 점도 들 수 있다. 이러한 관점에 대해서 우리 연구팀은 이제 막 연구를 시작했을 뿐이지만 오늘날의 세계화된 식단이 어떤 방식으로든 자가면역 반응을 촉진했으리라 의심할 수 있는 근거는 있다. 예를 들어, 어린 시절에 젖소에서 짠 우유를 섭취한 사람은 인슐린을 생성하는 췌장세포에 대해 자가면역 반응이 나타나서 1형 당뇨병 위험이 증가한다는 연구결과가 있다. 따라서 자가면역질환 또는 과민증을 막기 위해서는 한 사람의 DNA(게놈)에 따라 피해야 할 음식이 있을지도 모른다. 지금으로서 내가 할 수 있는 최선의 조언은 '조상 대대로 익숙한 음식'을 먹으라는 것이다.

이 말은 당신의 부모, 조부모, 증조부모가 살았던 고향이 어디인지, 그리고 그곳에서 흔한 음식이 무엇인지 알아야 한다는 뜻이다. 내 조상들은 모두 이탈리아 출신이며 그 때문에 나는 토마토, 그린빈, 병아리콩, 올리브 오일을 많이 먹는다. 토마토는 소수의 사람들에게 면역반응을 일으키는 것으로 알려져 있고 토마토가 이탈리아에 들어온 지는 400년밖에 안 됐지만 그 정도 세월이면 오늘날의 이탈리아인에게 자가면역질환이나 과민증을 일으킬 위험은 매우 낮다고 볼 수 있다. 반면 일본이나 남부 이탈리아 아이들은 우유가 역사적으로 친숙한 음식이 아니기 때문에 어른이 됐을 때 유당불내증이 생길 확률이 높다.

만약 내 조부모가 오키나와 출신이라면 나는 고구마와 해조류를 먹을 것이고 독일 출신이라면 양배추와 아스파라거스를 식탁에 올렸을 것이다. 복잡해 보일 수 있지만 전혀 그렇지 않다. 부모나 조부모 또는 그들과 동향인 이웃 노인들에게 어떤 음식을 먹으며 자랐는지 물어보자. 그들의 식탁에 올랐던 음식 하나하나가 모여서 모든 영양소를 골고루 제공할 수 있는 식단이 됐을 것이므로 가급적 모든 음식 목록을 받도록 노력해야 한다. 남부 이탈리아에 살았던 내 부모님의 고향 마을에서는 어떤 식단이 좋고 나쁜지 과학적인 연구가 이루어지지는 않았으나, 마을 사람들끼리 전부 알고 지냈기 때문에 누군가가 생선이나 고기, 달걀을 먹지 않아 비타민B12 결핍에 걸리면 그 사실이 마을 전체에 퍼지고 그로 인해 사람들은 비타민B12 결핍을 피하기 위해서 어떤 음식을 먹어야 하는지 알게 된다. 마찬가지로 젖소에서 짠 우유를 마신 아기들이 문제를 일으켰다면 언젠가는 그 사실이 알려져 사람들은 자신의 아기들이 마시는 우유를 염소젖으로 바꿀 것이다. 이와 같이 자신에게 적합한 음식을 고르는 방식은 작은 마을에서 좀 더 쉽게 일어날 수 있는 것이 사실이지만 사람들이 많이 이주하지 않고 평생 같은 지역에서 거주하는 경우에는 도시에서도 얼마든지 가능하다. 그러나 미국, 런던, 도쿄와 같이 공동체가 유동적이고 이웃의 질병이나 식습관에 대해 알기가 어려운 나라나 도시에서는 거의 불가능에 가깝다.

다시 한 번 말하지만 '조상 대대로 익숙한 음식'을 먹으면 질병을 예방하고 수명을 연장할 수 있다는 확실한 증거는 아직 없다. 또한 조부모가 먹었던 것과 완전하게 동일한 식사를 하라고 권하는 것도 아니다. 이 책에서 추천하는 건강수명 늘리는 식단을 따르되 그중에서 자신의 조상들에게 친숙한 식재료를 선택하라는 것이다.

과학적·임상적 연구가 완료되어 확실한 결과가 나올 때까지 우아하게 앉아서 기다릴 시간이 없다면 현재까지 확인된 정보를 모아 가장 가능성 있는 가설을 따르는 것이 합리적일 수 있다. 2천여 명이 거주하는 소도시와 그

주변 사람들(그리고 그곳에서 일하는 의사들)은 수십 년에 거쳐 특정 음식의 효과를 관찰함으로써 좋은 음식과 나쁜 음식을 가려낼 수 있었다. 자신의 부모와 조부모로부터 듣고 학습한 사실도 있을 것이다. 이렇게 얻어낸 정보(가장 가능성 있는 가설)는 상당수 옳다고 볼 수 있다. 잘못된 정보가 전혀 없을 수는 없겠지만 이러한 전략으로 위험에 처할 확률은 사실상 0에 가깝다. 조상들에게 흔하고 안전했던 음식이 당신에게 해가 될 일은 거의 없기 때문이다.

조상들이 어떤 음식을 먹지 않았는지 아는 것도 중요하다. 시장에 가면 케일, 강황, 퀴노아, 치아시드 등 비타민이나 단백질을 다량 함유하고 있는 소위 건강식품 또는 슈퍼푸드를 많이 판매하고 있다. 하지만 자신의 조상이 이러한 음식과 친숙하지 않다면 아무리 건강식품으로 유명한 음식이라도 자신에게 도움이 되기보다는 해가 될 수 있다. 페루의 안데스산맥에서 유래한 퀴노아는 예로부터 주요 식재료로 사용한 지역의 사람들에게는 매우 안전한 식품이다. 전 세계 대부분의 사람들에게 문제가 되지 않을지도 모른다. 그러나 일부 사람들, 특히 다른 자가면역질환 요인에 노출되어 있는 경우에는 알레르기나 과민증, 심지어 자가면역질환을 일으킬 수도 있다. 예를 들어, 쥐는 퀴노아를 섭취하면 면역반응이 증가한다. 이는 퀴노아가 사람에게도 자가면역질환을 일으킬 가능성이 있다는 근거이며 실제로 미국과 프랑스의 여러 환자들에게서 심각한 알레르기 반응이 나타나기도 했다. 따라서 자신의 조상이 300년 전부터 가령, 독일에 살았다면 퀴노아, 강황 등과 같이 독일의 전통음식과 거리가 먼 '건강식품'은 피하는 것이 좋다.

FMD의 재생 효과로 치료하는
자가면역질환

치료 중인 환자들도 지금까지 나열한 자가면역질환 예방 지침을 따라야 한다. 여기에서는 쥐 실험과 임상시험이 이미 진행된 자가면역질환인 다발성경화증과 류마티스 관절염에 초점을 두고 FMD를 활용한 치료법을 다룰 것이다.

한편 우리 연구팀은 다른 주요 자가면역질환 2가지에 대해서도 FMD의 치료 효과를 확인하기 위해 쥐 실험을 진행했다. 2가지 질병 모두에서 나타난 놀라울 정도로 긍정적인 결과는 FMD가 다양한 자가면역질환의 심각성을 완화하는 힘이 있다는 사실을 시사한다. 그러나 여기에서 소개하는 치료법은 아직 임상연구 또는 기초연구 단계에 머물러 있으므로 대규모 임상시험이 완료되기 전까지는 이러한 방법이 사람에게서도 동일한 효과를 거둘 수 있을지 확신할 수 없으며 소수의 환자에게 심각한 부작용이 발생할 수 있다는 가능성 또한 배제할 수 없다.

: 다발성 경화증

다발성 경화증MS, multiple sclerosis은 면역세포(T세포)가 중추신경계에서 신경섬유를 둘러싸고 있는 절연 물질인 수초를 공격하는 자가면역질환이다. 다발성 경화증에 걸리면 하나 또는 복수의 사지가 약해지거나 한쪽 시력의 일부 또는 전체가 소실되고 전신에 통증을 수반할 수 있다. 또한 이 같은 증상이 짧은 주기로 재발하는 특징이 있으며 동반 증상이 나타나는 환자도 있다. 쥐의 백혈구 수치가 단식 기간에는 크게 떨어졌다가 다시 일반 식사로 돌아가자 정상수치로 회복했다는 사실을 발견한 것이 계기가 되어(그래프 11-1 참조) 우리는 FMD와 자가면역질환에 대한 연구를 시작했다.

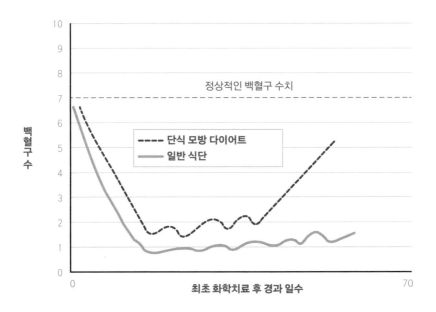

11-1. 단식은 화학치료를 받은 면역세포를 재생한다

뿐만 아니라 단식 중에는 장기적인 조혈모 세포long-term hematopoietic stem cell
가 활성화되어 증가한다는 사실에도 주목했다. 혈액에서 발견되는 조혈모
세포는 줄기세포의 일종으로 다양한 면역세포를 생성할 수 있는 능력이 있
다. 이 같은 발견에는 2가지 질문이 뒤따른다.

1. 단식을 하면 자가면역세포와 같이 기능에 이상이 생긴 세포들이
   우선적으로 제거될 것인가?
2. 단식이 끝나고 일반 식사로 돌아갈 경우, 줄기세포는 건강한 면역
   세포만을 생성할 것인가, 아니면 새로 생성된 세포도 자가면역세
   포가 될 것인가?

논문이 발표되자 우리 연구에 대한 기사를 접한 자가면역질환 환자들이
단식을 시도한 후 내게 이메일을 보냈다. 많은 환자들이 4일 또는 5일간의
FMD 끝에 증상이 완화되었다고 했으며 심지어 자가면역질환이 완치되었다
는 사람도 있었다.

쥐를 대상으로 실시한 첫 번째 실험에서 얻은 결과는 흥미로웠다. 자가
면역세포를 건강한 세포로 교체하기 위해서는 이상이 생긴 세포를 제거하는
것이 먼저라는 가설을 세웠다. 가설은 적중했다. FMD는 실험을 실시한 모든
쥐의 다발성 경화증을 완화했을 뿐만 아니라 질병이 이미 진행된 쥐들 중 일
부는 모든 증상이 없어지기도 했다. FMD를 1회 진행할 때마다 자가면역세
포가 조금씩 제거됐고 총 3회가 끝나자 전체 쥐의 20%에게서 증상이 사라
졌다. FMD의 놀라운 효과는 거기서 그치지 않고 쥐의 척수에 있는 손상된
미엘린myelin (신경섬유를 감싸고 있는 절연 물질로 신경의 전기 신호가 빠르게 전달되도
록 하는 역할을 한다-역주)의 재생을 촉진하기도 했다.

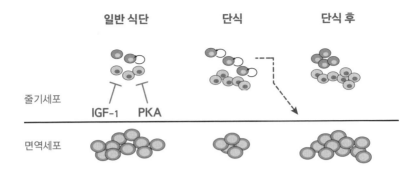

일반 식단   단식   단식 후

줄기세포

IGF-1   PKA

면역세포

정리해보면, 쥐 실험에서 FMD는 (1) 이상이 생긴 면역세포를 제거하고 (2) 건강한 세포를 새롭게 생성하며 (3) 전구세포(줄기세포와 유사한 세포)를 활성화하여 손상된 신경을 재생함으로써 자가면역 반응을 잠재웠다. 이것은 내가 '내부에서부터 시작되는 회춘'이라고 부르는 현상을 잘 보여주는 사례 중 하나이다. FMD는 오래되고 손상되어 박테리아나 바이러스처럼 외부에서 침략한 유기체와 자신의 세포를 구분하는 능력을 상실한 면역세포를 죽이는 데에 특히 더 효과적이었다. 단식을 하면 줄기세포는 활성화하고 면역세포는 감소했으며 이후 다시 음식 섭취를 시작하면 단식으로 활성화한 줄기세포가 건강한 새 면역세포를 생산했다(그림 11-2 참조).

쥐 실험에서 나타난 FMD의 역할은 그뿐만이 아니었다. 피부가 베인 상처를 감지하듯이, FMD를 실시한 쥐는 척수에 생긴 손상을 감지하고 그 손상을 치료할 수 있도록 줄기세포와 전구세포를 활성화하는 듯 보였다. 그렇다면 FMD가 실제 다발성 경화증 환자를 치료하는 것도 가능할까?

이를 확인하기 위해 우리는 다른 연구원들과 공동작업으로 다발성 경화증 환자(악화와 완화를 반복하고 있는)에게 무작위 임상시험을 실시했다. 시험에 참가한 MS 환자 20명은 7일간 FMD 1회를 진행한 후 6개월간 지중해식 식단을 실시했고 대조군에 속한 MS 환자는 평소 식단을 계속 유지했다. 건강수명 늘리는 식단 대신 지중해식 식단을 선택한 것은 임상시험을 함께 진행한 베를린 샤리테 의과대학의 의견에 따른 것이었다. 다음번 MS 임상시험 시에는 FMD와 건강수명 늘리는 식단을 병행하기를 고대하고 있다.

FMD를 시작하기 하루 전날은 과일, 쌀밥 그리고/또는 감자로 하루 800칼로리를 섭취한다. 이후 7일간은 채소 우린 물이나 채소주스로 하루 200~350칼로리를 섭취하고 하루 세 번 아마씨 오일로 오메가-3를 보충한다. 또한 물, 허브차 등 설탕을 넣지 않은 음료를 매일 2~3리터가량 마시는 것이 좋다. 7일간의 FMD가 끝나면 3일에 거쳐 천천히 고형 음식을 먹기 시작한다. 이후 6개월간은 채식 위주로 지중해식 식단을 실시한다(4장 참조). 또 다른 MS 환자 20명은 6개월간 '케톤 식이요법(지방 섭취량이 많고 단백질 섭취량은 중간 정도, 탄수화물 섭취량은 낮은 식단)'에 따라 식사를 한다. 케톤 식이요법 또한 MS 환자에게 도움이 되는 것으로 확인된 바 있다.

연구 종료 후, FMD를 1회 진행한 환자들은 삶의 질, 신체적 건강, 정신적 건강이 크게 향상되었다고 답변했다. 두 집단 모두 약 20%의 피험자가 MS와 상관없는 부작용을 겪었다. 가장 흔하게 나타난 부작용은 호흡기 감염과 요로감염이었으나 간이나 기타 기관에 일어난 손상은 없었다. FMD 집단 중 90%가 임상시험이 종료될 때까지 식단 지침을 제대로 지키는 데에 성공했다. 6개월의 연구 기간 동안 증상 악화가 나타난 횟수는 대조군이 네 번, FMD 집단은 세 번으로 관찰됐다.

지금까지 살펴본 연구 결과들을 종합해보면 FMD는 안전하고 효과적으로 다발성 경화증 치료에 도움이 될 것으로 생각된다. 그러나 이러한 결론에 확신을 갖기 위해서는 대규모 임상시험이 추가로 진행되어야 한다. 주목할 점으로, 쥐 실험에서는 FMD를 다회 실시했으나 사람에게 진행한 임상시험에는 7일간의 FMD를 1회만 실시했으므로 만약 FMD 횟수를 늘리고 지중해식 식단이 아닌 건강수명 늘리는 식단과 병행한다면 더 좋은 결과를 거둘 수 있을지도 모른다. 현재 우리는 수백여 명의 MS 환자를 대상으로 FMD를 다회 실시하는 임상시험을 준비하고 있다.

: 크론병과 대장염

단식과 면역력에 대한 논문을 발표한 후 자가면역질환 환자이자 〈런던 타임스Times of London〉의 기자인 제니 러셀Jenni Russell이 관련 기사를 몇 편 작성했다. 그중 하나를 여기에 소개한다. 이 기사가 쓰인 당시에는 다발성 경화증과 다른 자가면역질환에 대한 우리 연구를 소개하기에 너무 일렀기 때문에 언급하지 않았으나 사실 우리는 그 결과가 희망적일 것이라고 이미 확신하고 있었다.

의학이 실패한 후 단식이 나를 변화시켰다

제니 러셀 / 〈런던 타임스〉 / 2015년 4월 22일

지난 10개월간 내 인생은 완전히 달라졌다. 책을 쓴 것도 아니고 집을 옮기거나 아이를 낳거나 신앙을 갖게 됐거나 직업을 바꾼 것도 아니다. 대신에 나는 평생 고칠 수 없는 병 때문에 약을 4가지나 삼키며 근근이 연명하는 삶에 지친 사람에서 건강하고 활력이 넘치는 사람으로 다시 태어났다. 이렇게 놀라운 차이를 선물해준 것은 아주 간단하고 비용도 들지 않는, 그러나 NHSNational Health Service(국민보건서비스)는 간과하고 있는 치료법이었다. 바로 단식이다.

내가 단식을 시작한 이유는 매우 절박했기 때문이었다. 20년 전 심

한 자가면역질환에 걸리면서 어떤 날은 하루에 12시간씩 잠에 취했고 몇 달씩 침대 신세를 져야 할 때도 있었다. 5년 전에 항암약물치료를 받으면서 상황은 더욱 심해졌다. 약물치료 후 나는 면역억제제 없이는 살 수 없는 몸이 되었다. 약을 끊어보려 시도할 때마다 응급실로 실려가 며칠간 링거를 맞아야 했다.

이때 USC에서 진행된 한 연구를 알게 됐다. 20여 년간 쥐를 대상으로 단식의 효과를 연구해온 저명한 노화생물학자 발터 롱고는 3일간 금식을 한 쥐의 면역체계가 재생되는 것을 발견했다. 단식은 쥐의 골수에서 줄기세포를 활성화하여 잘못된 면역반응을 정상적인 것으로 되돌려놓았다. 6개월간 지속된 간헐적 단식으로 쥐의 증상은 꾸준히 개선되었다. 롱고는 이러한 치료법이 자가면역질환 환자 또는 노화로 인해 면역체계에 이상이 생긴 사람들에게 놀라울 정도로 효과적일 수 있다고 설명했다. 그러나 임상시험을 완료하기 전까지는 확실하게 증명된 사실이 없다고 경고하는 것도 잊지 않았다.

나는 성질을 버리거나 살이 조금 빠지는 것 말고는 단식으로 잃을 것이 없는 상태였다. 첫 번째 단식은 폭풍우 치는 바다를 배로 여행하며 시작했다. 멀미로 식욕을 잃은 데다가 침대에 누워 책을 읽는 것 말고는 달리 할 일이 없었기 때문에 단식을 지키기가 훨씬 쉬웠다. 따뜻한 물, 시원한 물, 탄산수, 홍차, 녹차, 박하차 말고는 아무것도 기대할 것이 없다는 사실이 지루하긴 했다. 참기 힘들 정도로 배가 고팠고 가끔씩 어지러웠으나 그런 느낌은 금세 지나갔다. 이틀하고 반나절이 지나자 더 이상 나빠질 것이 없다는 생각이 들었다. 4일째 아침, 지난 몇 년간 느껴본 적 없이 개운한 기분으로 눈을 떴다. 그때 이후로 나는 세 번 더 단식을 진행했으며 가장 최근에는 4일간 단식을 했다. 물론 재미있는 일은 아니다. 일을 하거나 다른 사람을 위해 요리를 해주기도 어렵다. 굶주린 몸뚱이가 불편할 때마다 그저 잠을 청하는 것 외에는 할 수 있는 것이 없으며, 식사 시간이 되어도 맛있는 음식을 먹을 수 없다는 사실이 떠올라 우울해질 때마다 약한 생각을 몰아내줄 책이나 영화, 회사 동료나 친구들이 필요하다.

그럼에도 불구하고 내가 단식을 하는 이유는 효과가 매우 뛰어나기 때문이다. 복용하던 약을 전부 끊었고 20년 만에 처음으로 내 에너지와 시간을 분배해서 쓸 필요가 없어졌다. 이러한 삶이 언제까지 지속될지는 알 수 없지만 나는 단식 전도사가 되었다. 최근에 만난 한 의사의 말을 빌리자면 단식이야말로 서양의학이 잊고 있었던 만병통치약일지도 모르겠다.

최근에 몇 년간 당뇨병을 연구한 사람들이 8주 동안 1일 600칼로리로 식사를 제한하면 당뇨병을 치료할 수 있다는 사실을 발견했다. 그보다 앞서 이루어진 롱고의 연구에 따르면, 단식은 암을 치료하는 데에 있어서도 항암약물치료만큼이나 효과적이라고 한다. 약물치료를 받기 전과 후에 단식을 하면 부작용은 최소화하고 치료 효과는 최대 40%까지 향상시킬 수 있다. 암세포는 약물치료와 단식이라는 이중 공격에 속수무책으로 당한다. 그러나 굶주린 상태에 처한 정상적인 세포들은 화학약물이 침투하는 경로를 막아 자신을 보호한다. 암으로 인한 사망자 중 5분의 1이 약물치료 때문이라는 점을 고려하면 단식이 중요한 돌파구가 될 수 있을 것이다.

현재 우리는 쥐 실험을 통해 크론병을 연구하고 있다. 아직 논문을 발표한 것은 아니지만 결과가 매우 긍정적이라는 것은 자신 있게 말할 수 있다. 크론병, 대장염, 기타 소화기 관련 염증성 질환을 앓고 있는 환자라면 표준 치료법과 함께 FMD를 실시하는 것이 어떨지 신경 전문의와 상의하길 권한다.

만약 의사가 동의한다면 다발성 경화증 편에서 소개한 FMD를 두 달에 한 번씩 진행하도록 한다. 증상이 개선되거나 또는 FMD가 전혀 도움이 안 된다는 사실이 분명해질 때까지 식단을 유지한다. 이는 임상시험의 일환으로 진행되는 것이 가장 바람직하다.

: 류마티스 관절염

류마티스 관절염은 여러 관절에서 다발적으로 염증이 생기는 만성 자가면역 질환이다. 전체 인구의 1%, 60세 이상 인구의 2%가 이 질환을 앓고 있다. 1주 내지 3주간 단식 또는 단식에 가까운 저열량 식단을 먹으면 류마티스 관절염_{RA, rheumatoid arthritis}에 효과가 있는 것으로 보인다. 그러나 RA의 전형적인 증상인 염증과 통증은 단식을 시작한 지 며칠 만에 완화되지만 환자가 다시 일반 식사를 시작하면 돌아온다. 그러나 단식이 끝난 후 채식 위주의 식사를 하면 치료 효과가 상당 부분 유지된다. 따라서 단식과 채식을 병행하면 그 효과를 몇 년씩 지속할 수 있다. 임상시험 2가지를 포함해 총 4개의 연구 결과가 이 같은 치료법이 효과가 있다는 사실을 뒷받침한다. 환자가 장기적인 단식을 견딜 수 있고 또 자신의 식습관을 평생 바꿀 각오가 되어 있다면, 단식은 기존 치료법을 보조할 뿐만 아니라 심지어 대체할 수도 있는 잠재력을 가지고 있다.

FMD를 1회 실시 후 채식을 하는 것 대신 1개월 내지 3개월에 한 번씩 FMD를 하는 방법이 RA에 도움이 되는지는 아직까지 확인하지 못했다. 그러나 다발성 경화증, 크론병, 기타 여러 자가면역질환을 연구한 결과와, 염증 수치_{CRP}가 높았던 대다수 환자의 전신성 염증이 FMD로 완화되었다는 임상 결과들을 고려하면 RA를 치료하는 가장 이상적인 방법은 1~3개월에 한 번씩 5일 코스의 FMD를 하는 것이 아닐까 한다. FMD 사이에는 4장에서 설명한 건강수명 늘리는 식단을 따르도록 한다. 그러나 매월 FMD를 실시하면 평소 식단을 지중해식 식단이나 건강수명 늘리는 식단으로 바꾸지 않고도 RA 환자에게 도움이 된다는 연구 결과가 있다. 따라서 평생 식단 조절을 할 자신이 없다면, 비록 내가 추천하는 방식은 아니지만 5일간의 FMD를 매월 실시하는 방법을 택할 수도 있다. FMD는 단식에 비해 비교적 높은 칼로리를 섭취할 수 있는 식단이므로 의사의 관리가 필요하긴 하지만 병원에 입원할 필요는 없다는 것이 장점이다. RA에 대한 과거 연구와 함께, 일주일간 FMD를 실시한 다발성 경화증 환자가 부작용 없이 삶의 질 개선을 경험했다는 사전 임상 결과를 보면 짧은 기간 FMD를 하는 것보다는 7일간의 FMD를 진행하는 것이 훨씬 효과적일 것으로 보인다. 앞으로 더 많은 연구가 이루어지면 다양한 자가면역질환에 대한 FMD의 효과를 더욱 잘 이해할 수 있게 될 것이다. 또한 가장 이상적인 FMD 기간 및 주기도 찾을 수 있으리라 기대한다.

: 예 방

- 건강한 체중과 허리둘레를 유지할 수 있는 방식으로 건강수명 늘리는 식단을 실시한다.
- 나트륨 함량이 높은 식단을 피한다.
- 조상 대대로 익숙한 음식을 먹고 조상들이 먹지 않았던 음식은 피한다.

: 치 료

- 앞서 나열한 예방 지침을 모두 따른다.
- 한 달에 한 번씩 5일간 또는 두 달에 한 번씩 7일간 FMD를 하고 FMD 주간이 아닐 때에는 건강수명 늘리는 식단을 지킨다. 단, 의사의 동의와 지속적인 관리가 필요하며 가급적이면 임상시험의 일환으로 진행하는 것이 좋다.

어떻게
건강을
유지할
것인가

Chapter

12

The
Longevity
Diet!

건강수명을 위한
연구의 결론들

내가 제시하는 지침들이 건강하게 오래 사는 데에 도움을 주는 한편 부작용을 일으키지는 않을까 하는 걱정 때문에 나는 오랫동안 이 책을 쓰는 것을 미뤄왔다. 내 생각을 종이에 옮기기 전에 영양소가 사람과 쥐의 유전자 및 세포 내 분자 물질에 미치는 영향과 인체의 자생적 복구 및 회춘 기전에 대해 이해할 필요가 있었다. 내 이론을 스스로 시험해보고 또 임상적으로도 연구해야 했다. 암, 당뇨병, 다발성 경화증 등의 질병을 앓고 있는 수천 명의 환자들을 대상으로 임상시험을 실시하고 환자들과 직접, 또는 그들의 담당의와 함께 연구를 진행했다. 에콰도르의 라론 환자들처럼 특이한 유전적 돌연변이를 지닌 사람들을 연구하고 칼라브리아와 오키나와에 사는 100세 이상 노인 인구의 식단을 살폈다. 마지막으로 다수의 미국 인구를 대상으로 역학연구를 실시함으로써 특정 음식과 질병 사이의 관계를 밝히고자 했다.

로스앤젤레스와 밀라노 연구실에서 내 가설을 시험하고 증명할 수 있도록 수년간 자신의 모든 것을 연구에 바친 내 제자들과 연구원들에게 깊은 감사를 표한다. 세계 곳곳에서 그리고 여러 분야에서 연구에 동참해준 사람들에게도 감사 인사를 드린다. 노화 연구에 전념해온 지난 30년간, 노화와 건강수명을 조절하는 유전자와 분자 차원의 메커니즘을 파악하여 치료 방법이 없는 질병에 걸린 사람들을 돕고자 하는 열망 하나로 나는 계속해서 나아갈 수 있었다. 얼마 전, 암 말기에 있는 유명 저널리스트의 집을 방문했다. 그의 담당의는 그저 어깨를 으쓱하더니 그를 집으로 돌려보냈다고 했다.

"더 이상 할 수 있는 게 없어요."

그는 이미 체중이 너무 많이 감소한 상태였기 때문에 그의 담당의가 내 제안을 꺼린 이유도 이해할 수는 있었다. 그래도 나는 무엇이든 시도해볼 만한 것이 남아 있다고 믿었지만 안타깝게도 이러한 내 믿음을 펼칠 상황이 언제나 허락되는 것은 아니었다. 나는 그의 치료에 개입할 수 없었고 결국 그는 숨을 거두었다. 만약 에어프랑스의 조종사 장 자크 트로숑, 로스앤젤레스의 판사 노라 퀸, 〈런던 타임스〉의 기자 제니 러셀이 단식을 기본으로 한 식단을 시도하지 않았다면 어떤 일이 일어났을지 알 수 없지만 아마도 지금처럼 건강하게 지내지는 못했으리라 생각한다. 그러나 의학적 치료법을 구분하기 위해서는 대규모 임상시험, FDA 승인 등과 같이 공식적이고 적법한 절차가 있으며, 이는 새롭고 창의적인 치료법을 시도하는 것만큼이나 중요하고 무시해서는 안 되는 일이다. 따라서 더 이상 시도해볼 수 있는 방법이 없는 듯 보일 때에는 표준 치료법을 존중하는 동시에 과학적 근거와 안전성을 충분히 확보한 통합 치료법 역시 신중하게 고려하는 타협이 필요하다.

장수학의 다섯 기둥이 뒷받침해준 덕분에 나는 FMD를 비롯한 영양적, 통합적 접근이 인체의 재생 및 회춘 기능에 작용하여 사람들의 건강을 유지 그리고/또는 향상하는 데에 도움이 될 것이라고 자신한다. 증명된 새 통합치료를 실제 적용할 수 있는 위치에 있는 의사와 영양사들이 나와 내 동료들의 장수 연구를 신속히 적용해주기를 바랄 뿐이다.

내가 가장 좋아하는 소설은 루이지 피란델로 Luigi Pirandello의 《아무도 아닌, 동시에 십만 명인 어떤 사람One, None and One Hundred Thousand》이다. 이 책의 전제는 놀라울 정도로 단순하다. 아무도 당신을 알지 못한다면 어떤 의미에서 당신은 이 세상에 존재하지 않는 것과 같다. 그러나 십만 명의 사람들이 당신을 안다면 그들의 머릿속에 들어 있는 각각의 이미지로서 십만 명의 당신이 살아가고 있는 것과 다름없다. 나는 내 연구도 이와 같다고 생각한다. 내가 발견한 사실이 아무도 돕지 못한다면 나는 아무것도 발견하지 않은 것과 같다. 그러나 내 발견이 십만 명의 삶을 더 오래, 건강하게 유지할 수 있도록 돕는다면 내 발견은 그로 인해 건강을 되찾거나 목숨을 건진 사람들의 삶 속에서 살아 숨 쉬는 것이다.

이 책이 이탈리아에서 팔린 것만큼 세계 여러 곳에서도 많이 판매되길 바란다. 많은 사람들이 이 책을 읽고 건강하게 노년기를 누릴 수 있기를 바라는 마음도 있고 인세의 전부가 여러 분야에 걸쳐 진행되고 있는 연구를 지원하는 데에 기부되기 때문이기도 하다.

지금까지 이 책에서 다룬 가장 중요한 발견과 우리 연구의 결론을 다음과 같이 간략하게 요약했다.

: 건강수명 늘리는 식단

1. 식물성 위주로 식사하고 약간의 생선을 섭취한다: 100% 채식 및 생선 위주의 식사를 하도록 노력한다. 단, 생선 섭취는 일주일에 두 번 또는 세 번 이하로 제한하고 수은 함량이 높은 생선은 피한다. 65~70세가 넘으면 근육량, 기력, 체중이 줄기 시작하므로 생선과 과일 섭취를 좀 더 늘리고 달걀, 치즈, 양이나 염소 젖으로 만든 요구르트 등의 동물성 음식을 추가한다.

2. 단백질은 적지만 충분하게 섭취한다: 몸무게 1kg당 1일 약 0.7~0.8g의 단백질을 섭취한다. 몸무게가 45.5kg이라면 단백질 섭취량은 하루에 약

31~36g이 이상적이며 그중 30g은 근육 합성을 최대화하기 위해 한 끼로 한 번에 섭취해야 한다. 지방 외 체중이 대부분의 단백질을 소비하므로 몸무게가 91kg에 체지방이 35%라면 하루 단백질은 60g으로 충분하다. 체중과 근육이 감소하는 65~70세 이상 노인은 단백질 섭취량을 그보다 약간 늘리도록 한다.

3. 나쁜 지방과 당분은 최소화하고 좋은 지방과 복합탄수화물을 최대한 섭취한다: '좋은' 불포화지방이 풍부한 연어, 아몬드, 호두 등을 많이 섭취하고 '나쁜' 포화지방, 수소첨가지방, 트랜스지방은 피한다. 마찬가지로 통곡불 빵과 채소에 많이 들어 있는 복합탄수화물은 풍부하게 섭취하고 파스타, 쌀밥, 밀가루빵, 과일주스와 단당류로 쉽게 전환될 수 있는 탄수화물이 든 과일은 제한한다. 질병을 일으킬 수 있는 부정적인 영향을 최소화하기 위해 동물성 단백질은 적게 섭취하고 충분한 영양섭취를 위해 식물성 단백질은 비교적 많이 섭취하도록 한다.

4. 영양분은 충분히 섭취한다: 인체는 체내·외에서 이뤄지는 각종 전쟁을 치르기 위해서 단백질, 필수지방산(오메가-3, 오메가-6), 미네랄, 비타민, 적정량의 당분이 필요하다. 특정 영양소의 결핍을 확실하게 막기 위해 멀티비타민, 미네랄, 오메가-3 영양제를 믿을 수 있는 제품으로 구입하여 3일에 한 번씩 복용한다.

5. 조상 대대로 익숙한 음식을 먹는다: 필요한 영양소를 모두 섭취하기 위해 다양한 음식으로 식사하되 자신의 부모, 조부모, 증조부모가 흔하게 먹었던 음식 중에서 건강수명 늘리는 식단에 적합한 것으로 선택하여 먹는다.

6. 하루에 식사 두 끼, 간식 한 끼를 먹는다: 허리둘레와 체중이 정상 또는 정상 이하가 아니라면 아침 식사 한 끼, 점심 또는 저녁 한 끼를 먹고 다른 한 끼는 칼로리가 낮고 당분이 적고 영양가 있는 간식으로 대체하는 것이 바람직하다. 저체중이거나 근육량이 너무 적다면 식사 세 끼에 간식 한 끼를 더하도록 한다.

7. 시간제한 식이를 한다: 먹는 시간을 하루 11~12시간 또는 그 이하로 제한한다. 아침을 오전 8시에 먹었다면 저녁 식사는 오후 8시 전에 끝낸다. 먹는 시간을 그보다 짧게 유지하면(10시간 이하) 건강 개선 효과는 증가하지만 꾸준히 지키는 것이 쉽지 않고 담석 등의 부작용 위험이 증가할 수 있다.

8. 꾸준하고 주기적으로 단식 모방 다이어트를 시행한다: 70세 이상이거나 몸이 약하거나 영양상태가 나쁘거나 특정 질병을 앓고 있는 경우가 아니라면 단식에 비해 비교적 높은 칼로리를 섭취할 수 있는 단식 모방 다이어트(6장 참조)를 5일간 시행하는 것이 좋다. 나이가 많은 노인에게도 FMD가 적합할 수는 있으나 반드시 필요한 상황에서 의료진의 추천이 있을 때에만 시도해야 한다.

9. 1번부터 8번까지의 지침을 따르며 남성의 경우 허리둘레 35.5인치 미만, 여성의 경우 29.5인치 미만에 도달 및 유지하도록 한다. 이는 앞에서 이상적인 허리둘레로 제시했던 남성 33인치, 여성 27인치보다 좀 더 높지만 현실적인 수치이며, 이 정도만 유지해도 영양 부족을 피하면서 질병 위험을 낮추기에 매우 효과적이다.

: 건강하게 오래 살기 위한 운동

하루에 1시간씩 빨리 걷기를 한다. 높은 층을 올라가야 할 때에는 에스컬레이터나 엘리베이터 대신 계단을 이용한다. 주말에는 먼 거리라도 가급적 걸어서 이동하되 공기가 나쁜 지역은 피한다. 일주일에 2.5시간씩 보통 강도의 운동을 하며 가끔씩은 그보다 격렬한 강도로 운동한다. 근력을 늘리기 위해 웨이트 트레이닝 등의 운동을 한다. (근력운동 후에는 단백질 30g을 섭취하도록 한다.)

: 건강하게 오래 살기 위한 마음가짐

나는 이 책에서 오래 살기 위한 마음가짐에 대해서는 거의 언급하지 않았다. 그 분야의 전문가도 아닐뿐더러 마음가짐이 사람의 수명과 건강에 미치는 영향을 다룬 연구는 아직까지 그 수가 많지 않고, 따라서 확실한 결론에 이르지 못했다고 생각하기 때문이다. 장수와 사회적 측면을 연관 지은 연구는 많지만 건강과 수명에 있어서 특정 사회적 태도의 역할을 확인하기 위해 기초연구, 임상연구, 역학연구, 100세 이상 노인 연구가 일관적으로 이루어진 사례를 찾기는 어렵다.

그러나 견고한 과학적 증거 없이 추측에 기대어 말하자면 가족 및 친구들과의 친밀한 관계, 종교적 · 정신적 소속감, 다른 사람을 위해 봉사하는 행위 등은 건강하게 오래 사는 데에 도움이 될 수 있다. 그러나 나는 혼자서도 오래도록 건강한 삶을 향유하는 사람들도 많이 만나보았다. 이는 아마도 사소한 즐거움에 집중하고 자기 자신의 직감에서 힘을 얻으며 좋아하는 음식 먹기, 공원 산책하기, 동네 슈퍼마켓에서 점원과 대화 나누기 등의 작은 일상에서 행복을 찾는 능력 때문이 아닐까 한다.

　91세인 내 아버지는 최근 종양이 의심되어 위의 일부를 제거했다. 그는 어머니와 떨어져 혼자 살고 있었다. 회복은 더뎠고 몇 주 동안 계속해서 체중이 감소했다. 그는 어린 시절 이후 오랫동안 마음껏 먹어본 적이 없는 초콜릿 등의 달콤한 간식을 먹기 시작했다. 매일매일 운동도 했다. 현재 아버지는 빠졌던 체중을 전부 회복했을 뿐만 아니라 예전보다 행복해 보이고 항상 내일을 기대하며 살아가는 듯하다. 내 아버지의 경우, 110세까지 건강하게 살 수 있도록 만든 원동력은 좋은 친구들과 같은 사회적 관계가 아니라 오랫동안 금지됐던 초콜릿과 같이 단순한 것이었다. 한편 살바토르 카루소가 삶의 의욕을 느낀 원천은 경쟁이었다. 그는 세계에서 가장 오래 사는 사람이 되고 싶었다. 시칠리에 사는 누군가가 살바토르보다 나이가 많다는 사실을 들은 그는 이렇게 말했다. "내가 그를 이기고 말거야." 그리고 그의 말은 사실이 되었다.

　언젠가는 내가 살바토르를 이기고 싶다. 오랜 친구여, 우리는 저 세상에서 만나도록 해요. 그러나 그 순간이 지금보다 한참 나중이면 좋겠네요.

건강수명 늘리는 최적의 식단 2주 프로그램

이 부록은
영양학자 노에미 렌제티Noemi Renzetti 와
전문 영양사 마흐시드 셸레치Mahshid Shelech 와
수잔 킴Susan Kim 과 함께 작업했다.

_____

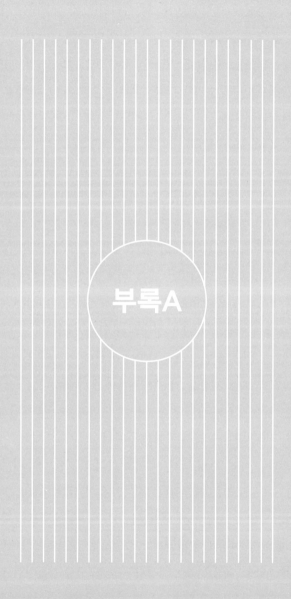

부록A

다음에서 소개하는 2주 치 식단은 4장에서 소개한 건강수명 늘리는 식단을 기초로 하여 건강에 이로운 효과를 최대한 끌어낼 수 있도록 식재료의 종류와 조합을 반영했다. 영양성분이 비슷하다면 그에 상응하는 다른 식재료로 대체해도 좋다. 예를 들어, 파스타 40g은 양만 제대로 지킨다면 통밀 파스타나 보리, 통보리, 세몰리나(파스타 · 푸딩 등의 원료로 쓰이는, 알갱이가 단단한 종류의 밀-역주), 폴렌타(옥수수 가루로 만든 이탈리아 요리-역주), 뇨키(감자 경단을 주로 소스에 넣어 먹는 이탈리아 요리-역주), 와일드 라이스(물가에서 자라는 수풀의 열매-역주) 등으로 바꿔도 무방하다.

식단은 필요한 비타민과 미네랄을 최대한 섭취할 수 있고 수명 연장을 촉진하는 음식의 구성성분 간에 간섭이 일어나지 않도록 짜여 있다. 비타민, 미네랄, 기타 미량 영양소를 섭취할 수 있는 식재료(부록B 참조)를 최대한 포함하도록 한다. 부록B의 표에 나와 있는 식재료들은 비타민B12, 비타민D, 엽산, 비타민A, 비타민C, 비타민E, 칼슘, 철분, 마그네슘, 오메가-3 등 서양식 식사에서 부족하기 쉬운 비타민과 미네랄을 섭취할 수 있는 훌륭한 음식이다. 또한 특정 영양소의 결핍을 방지하기 위해 멀티비타민, 미네랄, 오메가-3 영양제를 3일에 한 번씩 복용하기를 권한다. 여기서 소개하는 식단은 20~65세 연령에 보통 체중을 가진 사람들에게 적합하다. 65세 이상의 경우, 원치 않는 체중 감소와 근육량 손실을 막기 위해 여기서 제시하는 식단보다 총열량과 단백질량을 늘려서 섭취해야 한다.

다음의 식단은 아침, 점심, 저녁 세 끼와 간식 한 끼로 이루어져 있으며 일일 1,700~1,800칼로리를 제공한다. 이는 보통의 신장(163cm), 체중(57kg), 체질량지수(21.5)에 주로 앉아서 생활하는 31~50세 여성 또는 운동량이 약간 있는 50세 이상 여성에게 평균적으로 필요한 칼로리이다. 남성의 경우, 보통의 신장(173cm), 체중(69kg), 체질량 지수(22.5)를 가졌다면 조리법에 있는 모든 식재료를 약 20% 정도 늘리도록 한다. 식사량은 정상체중(BMI 및 허리둘레; 4장 참조)을 유지하거나 정상체중에 도달하기 위해 필요한 만큼 조절하도록 한다. 체중이 자꾸 감소하거나 저체중에 해당하는 사람이라면 식사량을 늘리고, 체중이 증가한다면 식사량을 줄이거나 점심과 저녁을 한 번으로 합친다. 식단의 55~60%는 탄수화물로 이루어져 있으며 이들 중 대부분은 채소나 곡물이 함유하고 있는 복합탄수화물이지만 파스타와 빵을 포함할 때도 있다. 설탕은 과일이나 기타 음식에 기본적으로 함유된 것 외에는 전혀 사용하지 않는다. 총열량의 30~35%는 대부분 '건강한' 불포화지방이며 10~11%는 주로 식물과 생선 유래 단백질로 구성되어 있다.

점심과 저녁 중 한 끼는 칼로리가 낮고 단백질 함유량이 적은 식사로, 다른 한 끼는 필요한 영양소를 모두 제공하는 고단백-고열량 식사로 이루어져 있다. 고단백-고열량 식사는 근육 합성(5장 참조)을 위해 최소 30g의 단백질을 포함한다. 여기서는 점심때에 저단백 식단을 먹는 것으로 나와 있지만 점심과 저녁 식단을 바꿔서 지켜도 무방하다. 그러나 저단백 식사를 하는 시기는 매일 점심 또는 매일 저녁으로 통일하여 진행하는 것이 좋다. 모든 식사는 하루 권장 먹는 시간인 12시간 내로 마쳐야 하며, 잠들기 전 3~4시간 전부터는 아무것도 먹지 않도록 한다.

: 중요한 알림사항

총열량은 개인의 기초대사율(BMR, basal metabolic rate)과 신체활동 정도(PAL, physical activity level)에 따라 조절해야 한다. 이상적인 1일 단백질 섭취량을 계산하려면 자신의 몸무게(kg)에 0.8을 곱한다(USDA, 2016; ISTAT, 2015; WHO, 2015). 최적의 몸무게와 건강을 유지하기 위해서는 신체활동 정도에 따라 섭취하는 열량과 소모하는 열량 사이에 균형을 맞추는 것이 필요하다. 자신의 몸이 필요로 하는 열량 대비 하루에 150칼로리씩만 더 섭취해도 12개월 만에 4.5kg가 찔 수도 있다. 다음 식단에서 소개하는 음식의 영양성분과 열량은 식재료의 종류와 브랜드에 따라 달라질 수 있다.

참조(식단)

- 〈음식과 신체활동의 균형 맞추기 Balance Food and Activity〉, Bethesda, MD: 국립보건 원National Institutes of Health, 2016. http://www.nhlbi.nih.gov/health/education-al/wecan/healthy-weight-basics/balance.htm.

- 국가 통계: 이탈리아. 제네바: 세계보건기구, 2016. http://www.who.int/countries/ita/en.

- 음식과 영양정보센터Food and Nutrition Information Center. 〈전문가를 위한 DRI(영양소 섭취 기준)의 상호작용Interactive DRI for Professional〉, 워싱턴, DC: 미국 농무부United States Department of Agriculture, 2016. http://fnic.nal.usda.gov/fnic/interactiveDRI/index.php.

- 성인과 어린이를 위한 당분 섭취 가이드Sugar Intake Guideline Sup-ply for the for Adults and Children, 제네바: 세계보건기구, 2015. http://apps.who.int/iris/bitstream/10665/149782/1/9789241549028_eng.pdf?ua=1.

- 수치로 보는 이탈리아Italia in cifre/Italy in figures. 로마: 이탈리아 통계청Italian National Institute of Statistics, 2015. http://www.istat.it/it/files/2015/08/ItaliaInCifre2015It.pdf.

1주 차[1]

1일　　　아침

커피, 에스프레소 또는 아메리카노; 카페인 함량이 없는 보리차로 대체 가능.

설탕 무첨가에 칼슘, 비타민B12·B 2 ·D를 강화한 아몬드 우유, 헤이즐넛 우유 또는 코코넛 우유 1컵(240mL)

엑스트라 버진 올리브 오일을 뿌린 통밀 포카치아(이탈리아 전통 빵-역주) 60g

무가당 블루베리 잼 20g(1tbsp)

점심

잣과 건포도를 곁들인 시금치 요리

시금치 150g

잣 9g(1tbsp)

건포도 9g(1tbsp)

올리브 오일 12mL(1tbsp)

소금 약간[2]

---

[1] 식사량은 평균 체중과 평균 신장에 BMI 21.5에 해당하는 여성을 기준으로 했다. 평균 체중과 평균 신장을 가진 남성이라면 제시된 식사량에서 20%를 늘려서 섭취하면 된다. 적정체중과 BMI에 도달 및 유지할 수 있는지, 혹은 체중을 늘리거나 줄이고 싶은지에 따라 식사량을 조절하도록 한다. 이상적인 체중에 도달하여 안정적으로 유지할 수 있을 때까지 체중과 허리둘레를 매일 측정하기를 권한다(4장 참조).

[2] 미국 식생활 지침US Dietary Guidelines은 1일 나트륨 섭취량을 2.3g 이하로 권장한다.

스펠트밀(밀의 품종 중 하나-역주) 크래커 40g

① 시금치는 소금물에 데친다.

② 물기를 뺀 시금치에 잣과 건포도를 섞는다.

③ ②를 팬에 넣고 약간 익힌다. 타거나 눌어붙는 것을 방지하기 위해 물을 조금씩 추가하면서 익힌다.

④ 불을 끄고 오일을 부은 후 저어준다. 뚜껑을 덮은 채 2~3분간 그대로 둔다.

⑤ 크래커와 함께 먹는다.

간식

무가당 코코넛 우유 1컵(240mL)

견과류와 통곡물로 만든 다크 초콜릿바; 총열량 150칼로리에 당분이 적고 (8g 미만) 카카오 함량이 최소 70% 이상인 다크 초콜릿으로 만든 제품

저녁

브로콜리와 검은콩 파스타

삶은 검은콩 150g(물에 불린 상태[3] 기준, 물기는 제거)

삶은 브로콜리 200g

통곡물 파스타 40g

올리브 오일 25mL(2tbsp)

얇게 저민 마늘 1쪽

고추 약간

소금과 후추 약간

---

[3] 이 책에서 제시하는 조리법에서는 가급적 신선하고 제철에 난 채소와 함께 말린 콩류(렌틸콩, 완두콩 등)를 하룻밤 물에 불린 후 사용한다.

파마산 치즈 5g(1tbsp)

① 냄비에 물을 끓인다.

② 소금, 검은콩, 브로콜리, 파스타를 넣고 파스타가 익을 때까지 끓인다.

③ 체에 밭쳐 물기를 뺀 후 올리브 오일, 마늘, 고추, 파마산 치즈에 버무리고
   후추를 뿌린다.

추천 디저트[4]

말린 크랜베리 등의 무가당 건과일 20g과 호두 25g

1일 권장량을 함유한 멀티비타민·미네랄과 오메가-3를 복용

1주 차

2일   아침

신선하게 새로 짠 레몬 하나를 곁들인 차(티백 2개: 홍차 1개, 녹차 1개)

시리얼 60g과 아몬드 우유 240mL

점심

와일드 라이스와 마늘과 신선한 토마토를 곁들인 그린빈

와일드 라이스 40g

그린빈 150g

---

[4]   과일과 건과일은 자연적으로 당분을 함유하고 있다. 따라서 설탕 첨가(커피나 차 등에)를 삼가고
   과일주스, 꿀, 시럽 안에 기본적으로 들어 있는 설탕 또한 하루에 8~10g 이하로 제한한다.

신선한 토마토 150g

마늘 2쪽

소금(맛을 내기 위해 최소한만 뿌릴 것)

올리브 오일 12mL(1tbsp)

신선한 바질

레몬 약간

후추 약간

① 냄비에 와일드 라이스를 익힌다.

② 다른 냄비에 그린빈과 토마토, 마늘, 소금을 넣고 물이 자작하게 끓인다.

③ 그린빈이 부드러워지면 올리브 오일과 바질을 넣고 2~3분간 더 끓인 후
   익힌 와일드 라이스와 함께 먹는다. (레몬과 후추를 곁들인다.)

사이드 디시

데친 후 올리브 오일과 레몬으로 양념한 초록 잎사귀 채소(치커리, 케일 등)
200g

간식

무가당 헤이즐넛 우유 1컵(240mL)

견과류와 통곡물로 만든 다크 초콜릿바; 총열량 150칼로리에 당분이 적고
(8g 미만) 카카오 함량이 최소 70% 이상인 다크 초콜릿으로 만든 제품

저녁

아스파라거스를 곁들인 연어 필렛

연어(자연산) 필렛 150g

아스파라거스 300g

올리브 오일 12mL(1tbsp)

레몬즙 약간

소금과 후추 약간

통밀빵 60g(곁들여 먹을 용도)

① 연어 필렛과 아스파라거스를 삶거나 굽는다.
② 올리브 오일을 약간 붓고 레몬, 소금, 후추로 간을 한다.

사이드 디시

토마토, 당근, 펜넬fennel (이탈리아 요리에 쓰이는 향이 강한 채소−역주), 피망을 곁들인 그린 샐러드 200g과 발사믹 식초 드레싱

추천 디저트

헤이즐넛 30g과 말린 크랜베리 30g

1주 차

3일   아침

커피 또는 차

통밀빵 토스트 60g

무가당 각종 베리 잼 40g(2tsp)

마늘, 올리브, 파슬리를 곁들인 스펠트밀과 애호박 요리

스펠트밀 40g

애호박 300g

마늘 1쪽

자른 방울토마토 100g

올리브 25g

파슬리 약간

올리브 오일 12mL(1tbsp)

소금 약간

① 소금을 넣은 물에 스펠트밀을 끓인다.

② 물기를 뺀 후 잠시 둔다.

③ 팬에 애호박과 마늘, 방울토마토, 올리브를 넣고 익힌다.

④ 애호박이 부드러워지면 물기를 빼고 파슬리와 익힌 스펠트밀, 올리브 오일을 넣고 젓는다.

⑤ 2~3분간 놓아두었다가 먹는다.

데친 후 올리브 오일과 레몬으로 양념한 초록 잎사귀 채소(근대 등) 200g

병아리콩 빵farinata di ceci**과 익히지 않은 채소(당근 그리고/또는 셀러리 등);**

또는 신선한 베리를 다양하게 갈아 만든 스무디 150g과 헤이즐넛 우유

125mL

병아리콩 가루 240g

물 240mL

올리브 오일 2tbsp(취향에 따라)

소금과 후추 한 꼬집

① 글루텐이 들어 있지 않는 빵을 만들기 위해서는 이탈리아의 리구리아 지역
   에서 흔한 조리법에 따라 볼에 병아리콩 가루를 넣고 물과 오일을 붓는다.

② 부드러워질 때까지 휘저어 반죽을 한다.

③ 완성한 반죽을 오븐용 팬에 담아 177℃로 예열한 오븐에 넣고 가장자리
   가 갈색으로 변할 때까지(약 15분) 굽는다. 또는 파리나타(제노바식 파
   이-역주)를 중간 정도 열에 굽는다.

④ 소금과 후추를 뿌린다.

저녁

병아리콩 미네스트론과 파스타

미네트스트론에 넣을 각종 채소 250g

병아리콩 150g(물에 불린 상태 기준)

파스타 40g

올리브 오일 25mL(2tbsp)

소금과 후추(소금은 최소한으로)

파마산 치즈 5g(1tbsp)

① 냄비에 물을 가득 끓인다.

② 소금, 채소, 병아리콩을 넣는다.

③ 채소가 부드러워지면 파스타를 넣는다.

④ 파스타가 익으면 물기를 뺀 후 올리브 오일을 붓는다.

⑤ 파마산 치즈, 후추를 뿌려 먹는다.

사이드 디시

토마토, 당근, 펜넬, 피망을 곁들인 그린 샐러드와 올리브 오일&레몬즙 드레싱

추천 디저트

체리 100g 또는 말린 체리 20g과 아몬드 25g

1주 차

4일   아침

커피 또는 차(레몬즙 1/2개분)

시나몬 건포도 베이글 또는 토스트 2조각(80g)

무가당 살구잼 25g

점심

올리브와 견과류를 곁들인 보리 샐러드

보리 40g

토마토 150g

익히지 않은 버섯 75g

익히지 않은 피망 150g

옥수수 20g

절인 채소(피클) 150g(아티초크, 오이, 대파 등)

땅콩 9g

올리브 12g(1tbsp)

올리브 오일 12mL(1tbsp)

소금과 후추 약간

그 외에 다른 허브(취향에 따라)

① 포장지에 있는 조리법에 따라 소금물에 보리를 끓인다.

② 소금, 후추, 허브로 양념을 한다.

③ 토마토, 버섯, 피망, 옥수수를 썰어서 샐러드 그릇에 담는다.

④ 절인 채소, 땅콩, 올리브를 얹는다.

⑤ 보리가 익으면 잠깐 식힌 후 준비된 샐러드에 붓는다.

⑥ 올리브 오일을 붓는다.

⑦ 따뜻할 때 먹어도 좋고 더운 여름에는 냉장고에 보관해두었다가 시원하게 먹어도 좋다.

간식

무가당 코코넛 우유 1컵(240mL)

견과류와 통곡물로 만든 다크 초콜릿바; 총열량 150칼로리에 당분이 적고(8g 미만) 카카오 함량이 최소 70% 이상인 다크 초콜릿으로 만든 제품

파스타와 렌틸콩 수프 pasta e lenticchie

렌틸콩 150g(물기를 뺀 상태 기준)

감자 1개(중간 크기)

당근 1개(중간 크기)

토마토 1개(중간 크기)

마늘 2쪽(반으로 쪼갠 것)

로즈메리(취향에 따라)

파스타 40g

올리브 오일 25mL(2tbsp)

① 큰 냄비에 소금물을 넣고 물에 불려놓은 렌틸콩, 감자, 당근, 토마토, 마늘, 로즈메리를 넣고 끓인다.

② 렌틸콩이 부드러워지면 파스타를 넣는다.

③ 파스타가 익으면 국물이 원하는 농도가 될 때까지 휘저으며 졸인다.

④ 불을 끈 후 올리브 오일을 붓는다.

추천 디저트

파인애플 100g 또는 말린 블루베리 20g과 호두 25g

1일 권장량을 함유한 멀티비타민·미네랄과 오메가-3를 복용

아침

커피, 에스프레소 또는 아메리카노

스틸컷 오트밀 90g(오트밀을 2~3조각으로 자른 것-역주)

스틸컷 오트밀 90g

아몬드 우유 1컵(240mL)

꿀 10g(2tbsp)

신선한 과일(중간 크기 바나나 1개와 중간 크기 키위 1개 등)

① 오트밀을 30분간 물에 삶은 후 식힌다.

② 꿀과 신선한 과일을 곁들여 우유와 함께 먹는다.

점심

꽃상추, 올리브, 토마토, 바질

꽃상추 50g

잣 9g(1tbsp)

올리브 오일 12mL(1tbsp)

선드라이 토마토 150g

바질 5장(잎사귀)

브라운 브레드 토스트 40g(곁들여 먹을 용도)

① 꽃상추를 데친다.

② 물기를 빼고 약간 식힌다.

③ 올리브 오일, 선드라이 토마토, 잣, 바질을 첨가한 후 올리브 오일을 붓는다.

사이드 디시

신선한 당근 150g; 익히지 않은 채로(오일, 소금, 레몬으로 양념) 또는 데쳐서(오일, 소금, 후추로 양념) 섭취

간식

무가당 헤이즐넛 우유 1컵(240mL)

견과류와 통곡물로 만든 다크 초콜릿바; 총열량 150칼로리에 당분이 적고(8g 미만) 카카오 함량이 최소 70% 이상인 다크 초콜릿으로 만든 제품

저녁

감자를 곁들인 문어 요리 polpo e patate schiacciate

신선한 문어 또는 냉동 문어 60g

감자 1개(중간 크기)

방울토마토 150g

올리브 20g

올리브 오일 25mL(2tbsp)

파슬리, 레몬, 소금 약간

브라운 브레드 토스트 40g

① 각각 다른 냄비에 문어와 감자를 삶은 후 물기를 뺀다.

② 문어를 자르고 감자는 으깬다.

③ 방울토마토, 올리브, 올리브 오일을 넣는다.

④ 파슬리, 레몬, 소금으로 양념한다.

사이드 디시

토마토, 당근, 펜넬, 피망을 곁들인 그린 샐러드 200g과 발사믹 식초 드레싱

추천 디저트

크랜베리 50g 또는 말린 크랜베리 20g과 아몬드 25g

1주 차

6일 ․ 아침

커피 또는 차(레몬즙 1/2개분)

올리브 오일을 뿌린 통밀 포카치아 60g

신선한 과일(사과 1개와 딸기)

점심

페타 치즈와 토마토를 곁들인 구운 가지 요리

가지 250g

올리브 오일 120mL(1tbsp)

방울토마토 150g

페타 치즈 20g

바질 약간

소금과 후추 약간

호밀 크래커 40g

① 가지는 얇게 썰어서 굽는다.

② 가지가 부드러워지면 예열해둔 팬에 담아 올리브 오일, 방울토마토, 페타
   치즈를 넣는다.

③ 바질, 소금, 후추로 양념한다.

④ 뚜껑을 덮고 2~3분 정도 둔다. 호밀 크래커와 함께 먹는다.

간식

무가당 아몬드 우유 1컵(240mL)

견과류와 통곡물로 만든 다크 초콜릿바; 총열량 150칼로리에 당분이 적고(8g
미만) 카카오 함량이 최소 70% 이상인 다크 초콜릿으로 만든 제품

저녁

파스타 에 바이아네이아(몰로치오 조리법, 105페이지 참조)

흰 강낭콩(미국 해군의 저장 식품-역주) 150g(물에 불린 상태 기준, 물기는
제거)

그린빈 150g

얇게 저민 당근 2개(중간 크기)

감자 1개(중간 크기, 깍둑썰기한 것)

얇게 저민 애호박 150g

토마토 1개(큰 것)

마늘 2쪽(반으로 쪼갠 것)

바질 5장(잎사귀)

파스타 40g

올리브 오일 25mL(2tbsp)

소금, 후추 약간

파마산 치즈 5g(1tbsp)

① 큰 냄비에 물을 끓인다.

② 물에 불린 흰 강낭콩과 소금을 넣는다.

③ 흰 강낭콩이 부드러워지면 그린빈과 당근을 넣는다.

④ 30분간 끓인 후 감자를 넣고 다시 15분을 더 끓인다.

⑤ 애호박을 넣고 5분 더 끓인다.

⑥ 토마토 하나를 통째로 넣고 부드러워질 때까지 끓인 후 으깬다. (껍질은 제거한다.)

⑦ 마늘, 바질, 파스타를 넣는다.

⑧ 파스타가 익으면 올리브 오일, 소금, 후추를 넣는다.

⑨ 골고루 섞일 때까지 저은 후 충분히 익히고 파마산 치즈를 넣는다.

사이드 디시
토마토, 당근, 펜넬, 피망을 곁들인 그린 샐러드와 올리브 오일&레몬즙 드레싱

추천 디저트
헤이즐넛 25g과 말린 블루베리 20g

아침

커피, 에스프레소 또는 아메리카노

아몬드 우유 1컵(240mL)

과일과 견과류 시리얼 60g

신선한 과일 1개(중간 크기)

점심

마늘, 잣, 파마산 치즈를 곁들인 방울양배추 요리

방울양배추 250g

마늘 2쪽(얇게 저민 것)

잣 9g(1tbsp)

고추(취향에 따라)

올리브 오일 12mL(1tbsp)

파마산 치즈 5g(1tbsp)

소금과 후추 약간

검은 통곡물빵 40g(곁들여 먹을 용도)

① 방울양배추는 소금물에 데친다.

② 물기를 빼되 물을 약간 남긴다.

③ 방울양배추와 약간 남긴 물을 예열해둔 팬에 옮긴다.

④ 마늘, 잣, 고추를 넣고 2~3분간 젓는다.

⑤ 잠시 두었다가 올리브 오일을 붓는다.

⑥ 파마산 치즈를 뿌리고 소금과 후추로 간한다.

빨간 피망, 토마토, 당근, 버섯을 곁들인 그린 샐러드 200g과 식초 드레싱

염소젖으로 만든 요구르트 125g

견과류와 통곡물로 만든 다크 초콜릿바; 총열량 150칼로리에 당분이 적고
(8g 미만) 카카오 함량이 최소 70% 이상인 다크 초콜릿으로 만든 제품

조개와 홍합 스파게티

조개와 홍합 60g

마늘 2쪽

다진 토마토

파슬리(취향에 따라)

조리용 화이트 와인 40mL

스파게티 40g

올리브 오일 25mL(2tbsp)

소금과 후추 약간

① 팬에 물을 약간 넣고 조개와 홍합을 익힌다. 이때 마늘, 토마토, 파슬리,
   화이트 와인을 같이 넣는다.

② 다른 냄비에 물과 소금을 넣고 스파게티를 삶는다.

③ 스파게티는 물기를 뺀 후 조개와 홍합이 들어 있는 팬으로 옮긴다.

④ 팬이 아직 뜨거울 때 올리브 오일을 붓고 젓는다.

⑤ 취향에 따라 소금과 후추를 추가한다.

⑥ 신선한 파슬리와 함께 먹는다.

사이드 디시

데친 후 올리브 오일, 소금, 후추로 양념한 초록 잎사귀 채소

추천 디저트

대추 20g과 호두 25g

1일 권장량을 함유한 멀티비타민·미네랄과 오메가-3를 복용

2주 차

1일   아침

커피 또는 차(레몬즙 1/2개분)

아몬드 우유, 초콜릿, 견과류, 베리와 오트밀

스틸컷 오트밀 80g

아몬드 우유 1컵(240mL)

신선한 각종 베리 150g

① 오트밀을 30분간 삶은 후 식힌다.

② 다크 초콜릿, 견과류, 베리와 섞어 우유와 함께 먹는다.

페타 치즈, 올리브, 양파, 피망을 넣은 그릭 샐러드

각종 양상추 150g

페타 치즈 20g

피망(초록, 빨강) 200g

방울토마토 150g

양파(취향에 따라)

올리브 20g

올리브 오일 12mL(1tbsp)

소금 약간

브라운 브레드 40g(곁들여 먹을 용도)

무가당 헤이즐넛 우유 1컵(240mL)

견과류와 통곡물로 만든 다크 초콜릿바; 총열량 150칼로리에 당분이 적고 (8g 미만) 카카오 함량이 최소 70% 이상인 다크 초콜릿으로 만든 제품

병아리콩 샐러드와 병아리콩 빵과 채소

조리된 병아리콩 또는 통조림 병아리콩 150g(물기는 제거)

다진 양파 1개(중간 크기)

올리브 오일 25mL(2tbsp)

소금과 후추 약간

데친 시금치 200g

레몬즙

병아리콩 빵 60g(조리법은 279페이지 참조)

① 병아리콩, 양파, 올리브 오일을 섞은 후 소금과 후추로 간한다.

② 소금 넣은 물에 시금치를 데친다.

③ 데친 시금치를 양념한 병아리콩에 넣고 올리브 오일과 레몬즙을 필요한 만큼 넣는다.

④ 병아리콩 빵과 함께 먹는다.

추천 디저트

땅콩 25g과 대추 20g

2주 차

2일   아침

커피 또는 차(레몬즙 1/2개분)

무가당 헤이즐넛 우유 1컵(240mL)

호두가 든 빵 60g

무가당 딸기잼 20g(1tbsp)

크루톤(바삭하게 튀긴 작은 빵 조각으로 주로 수프나 샐러드에 넣어 먹는다-역주)**을 넣은 호박수프**

껍질과 씨를 제거한 후 작은 조각으로 썬 호박 300g

올리브 오일 12mL(1tbsp)

칠리 플레이크(칠리를 작고 얇고 납작하게 말린 것-역주)(취향에 따라)

양파(취향에 따라)

파슬리 약간

소금과 후추 약간

크루톤 40g

호박씨 9g(1tsp)

① 소금을 넣은 물에 호박을 찐 후 익으면 물기를 제거한다.

② 올리브 오일, 칠리 플레이크, 양파, 파슬리, 소금, 후추를 넣어 간한다.

③ 잘 저어가며 원하는 농도로 수프가 졸면 핸드블렌더로 걸쭉하게 만든다.

④ 그릇에 담은 후 크루톤과 호박씨를 곁들여 먹는다.

간식

신선한 베리를 다양하게 갈아 만든 스무디 150g과 바나나 1개(중간 크기);
또는 헤이즐넛 우유 1컵(240mL)과 견과류와 통곡물로 만든 다크 초콜릿바;
총열량 150칼로리에 당분이 적고(8g 미만) 카카오 함량이 최소 70% 이상인
다크 초콜릿으로 만든 제품

참치, 올리브, 케이퍼, 토마토로 만든 파스타

파스타 40g

참치 40g

올리브 20g

토마토 150g(작은 조각으로 썬 것)

마늘(취향에 따라, 반으로 쪼갠 것)

올리브 오일 25mL(2tbsp)

파슬리 약간

소금과 후추 약간

① 큰 냄비에 물을 끓이고 파스타를 삶는다.

② 다른 팬에 물을 약간 넣고 참치, 올리브, 토마토, 마늘을 익힌다.

③ 파스타가 익으면 물기를 뺀 후 팬으로 옮긴다.

④ 올리브 오일을 붓고 저은 후 몇 분간 그대로 둔다.

⑤ 취향에 따라 파슬리, 소금, 후추를 넣는다.

사이드 디시

데친 후 올리브 오일과 레몬즙으로 양념한 아티초크 150g과 브라운 브레드 40g

추천 디저트

헤이즐넛 25g과 포도 100g 또는 건포도 20g

⌣

3일   아침

커피 또는 차(레몬즙 1/2개분)

시나몬 건포도 베이글 또는 토스트 2조각 80g

무가당 자두잼 20g(1tbsp)

점심

애호박과 완두콩을 넣은 쌀 요리

쌀 40g

애호박 250g

완두콩 100g

다진 양파 1개(중간 크기)

올리브 오일 12mL(1tbsp)

파슬리 약간

소금과 후추 약간

파마산 치즈 5g(1tbsp) 또는 페스토(이탈리아 소스 중 하나로 바질, 마늘, 잣, 치즈, 올리브 오일 등을 혼합하여 만든 것-역주) 5g(1tsp)

① 소금을 넣은 물에 쌀을 익힌다.

② 물기를 뺀 후 잠시 둔다.

③ 다른 팬에 물을 약간 넣고 애호박, 완두콩, 양파를 넣고 익힌다.

④ 물기를 뺀 후 파슬리, 소금, 후추를 취향에 따라 넣는다.

⑤ 익힌 쌀과 올리브 오일을 넣고 2~3분간 그대로 둔다.

⑥ 파마산 치즈 또는 페스토 중 원하는 것을 넣어 먹는다.

간식

무가당 코코넛 우유 1컵(240mL)

견과류와 통곡물로 만든 다크 초콜릿바; 총열량 150칼로리에 당분이 적고(8g 미만) 카카오 함량이 최소 70% 이상인 다크 초콜릿으로 만든 제품

저녁

카넬리니 콩 샐러드와 양파, 로즈메리, 치커리

치커리 등 초록 잎사귀 채소 180g

마늘 1쪽(반으로 쪼갠 것)

방울토마토 50g

양파 1개(중간 크기)

칠리 플레이크 약간

익힌 카넬리니 콩 150g(물에 불린 상태 기준, 물기는 제거)

올리브 오일 25mL(2tbsp)

소금과 후추 약간

로즈메리 줄기 약간

올리브 오일을 뿌린 통밀 포카치아 40g

① 치커리는 소금물에 데친 후 물기를 짠다.

② 팬에 넣고 마늘, 방울토마토, 양파, 칠리 플레이크와 함께 익힌다. 타거나 눌어붙지 않도록 물을 조금씩 넣어가며 5분간 익힌다.

③ 그릇을 준비해 익힌 카넬리니 콩을 넣고 올리브 오일, 소금, 후추, 로즈메리로 양념을 한다.

④ ②와 ③을 합친 후 취향에 따라 따뜻할 때 먹거나 차갑게 식혀서 먹는다.

추천 디저트

아몬드 25g과 체리 80g 또는 말린 체리 20g

2주 차

4일   아침

커피, 에스프레소 또는 아메리카노

무가당 아몬드 우유 1컵(240mL)

건포도와 호두가 든 빵 60g

바나나 1개(중간 크기)

점심

토마토, 당근, 양파, 올리브를 곁들인 펜넬 샐러드

펜넬 구근 150g

방울토마토 150g

당근 1개(중간 크기)

양파 1개(중간 크기)

올리브 20g

올리브 오일 12mL(1tbsp)

파슬리 약간

소금 약간

엑스트라 버진 올리브 오일을 뿌린 통밀 포카치아 40g(곁들여 먹을 용도)

데친 후 올리브 오일과 레몬으로 양념한 치커리 200g

오이, 당근, 토마토를 곁들인 그린 샐러드

염소젖으로 만든 요구르트 125g

견과류와 통곡물로 만든 다크 초콜릿바; 총열량 150칼로리에 당분이 적고(8g 미만) 카카오 함량이 최소 70% 이상인 다크 초콜릿으로 만든 제품

애호박과 새우를 넣은 흑미 요리

흑미 40g

애호박 250g(얇게 저민 것)

방울토마토 150g

새우 60g

파마산 치즈 5g(1tbsp)

사프란 4g

올리브 오일 25mL(2tbsp)

파슬리 약간

소금과 후추 약간

① 포장지에 있는 조리법에 따라 흑미를 익힌다.

② 다른 팬에 물을 붓고 애호박, 토마토, 새우를 넣고 익힌다.

③ 물기를 덜어낸 후 익힌 흑미를 넣어 섞은 다음 파마산 치즈, 사프란, 올리
   브 오일을 넣고 뒤적여준다.

④ 파슬리, 소금, 후추로 간한다.

사이드 디시

토마토, 당근을 곁들인 그린 샐러드 200g과 발사믹 식초 드레싱

추천 디저트

말린 크랜베리 20g과 호두 25g

1일 권장량을 함유한 멀티비타민·미네랄과 오메가-3를 복용

2주 차

5일   아침

신선하게 새로 짠 레몬 하나를 곁들인 차(티백 2개: 홍차 1개, 녹차 1개)

통밀 라이스크리스피 바(우리나라의 강정과 비슷한 음식-역주) 60g

바나나 1개(중간 크기)

다크 초콜릿 30g

아티초크와 버섯을 곁들인 지중해식 스펠드밀 샐러드

스펠트밀 40g

오일에 절인 아티초크 80g

깍둑썰기한 당근 1개(중간 크기)

방울토마토 150g

올리브 20g

올리브 오일 12mL(1tbsp)

소금과 후추 약간

버섯 150g

마늘 1쪽

파슬리 약간

① 스펠트밀을 소금물에 익을 때까지 끓인다.

② 물기를 뺀 후 그릇에 담는다.

③ 아티초크, 당근, 토마토, 올리브를 넣는다.

④ 올리브 오일, 소금, 후추로 양념을 하고 취향에 따라 허브를 추가한다.

⑤ 다른 팬에 버섯, 마늘과 물을 넣고 익힌다.

⑥ 버섯이 부드러워지면 파슬리와 소금을 넣어 간한다.

⑦ 올리브 오일을 붓고 저어준다.

⑧ 버섯은 따로 먹어도 좋고 다른 재료에 섞어서 먹어도 좋다.

그린 샐러드와 발사믹 식초 드레싱

무가당 아몬드 우유 1컵(240mL)

견과류와 통곡물로 만든 다크 초콜릿바; 총열량 150칼로리에 당분이 적고(8g
미만) 카카오 함량이 최소 70% 이상인 다크 초콜릿으로 만든 제품

리구리아식 미네스트론 minestrone alla Genovese

카넬리니 콩 150g(물에 불린 상태 기준, 물기는 제거)

감자 1개(중간 크기)

가지 1개(중간 크기)

애호박 1개(중간 크기)

양배추 1개(중간 크기)

완두콩 한 줌

그린빈 150g

마늘 1쪽

소금과 후추 약간

파스타 40g

올리브 오일 25mL(2tbsp)

페스토 5g(1tsp)

① 물에 불린 카넬리니 콩을 냄비에 끓인다.

② 모든 채소를 잘게 썰어 냄비에 넣고 마늘, 소금, 후추를 넣는다.

③ 약 45분간 수프를 끓인 후 파스타를 넣는다.

④ 파스타가 익으면 올리브 오일과 페스토를 넣고 저은 후 불을 끈다.

사이드 디시

그린 샐러드와 통밀빵 40g

추천 디저트

신선한 과일(포도 150g 등)

2주 차

6일   아침

커피 또는 차

무가당 헤이즐넛 우유 1컵(240mL)

과일과 견과류 시리얼 60g

점심

바질, 페스토, 크루톤을 넣은 토마토수프

토마토 500g

당근 1개(중간 크기)

셀러리 1개(중간 크기)

감자 1개(중간 크기)

적양파 1/2개(중간 크기)

올리브 오일 12mL(1tbsp)

바질 5장(잎사귀)

소금과 후추 약간

페스토 5g(1tsp)

크루톤 40g

① 냄비에 소금물을 붓고 토마토, 당근, 셀러리, 감자, 양파를 넣어 끓인다.

② 채소가 부드러워지면 핸드블렌더로 걸쭉해질 때까지 젓는다.

③ 올리브 오일, 바질, 소금, 후추를 넣는다. 페스토와 크루톤을 곁들여 먹는다.

사이드 디시

당근과 토마토를 곁들인 그린 샐러드; 또는 데친 초록 잎사귀 채소 200g과
브라운 브레드 40g

간식

무가당 헤이즐넛 우유 1컵(240mL)

견과류와 통곡물로 만든 다크 초콜릿바; 총열량 150칼로리에 당분이 적고
(8g 미만) 카카오 함량이 최소 70% 이상인 다크 초콜릿으로 만든 제품

저녁

병아리 크림수프vellutata di ceci**와 데친 브로콜리**

병아리콩 150g(물에 불린 상태 기준, 물기는 제거)

로즈메리 1줄기

마늘 1쪽(반으로 쪼갠 것)

올리브 오일 25mL(2tbsp)

소금과 후추 약간

데친 후 오일과 레몬으로 양념한 브로콜리 150g

병아리콩 빵(조리법은 279페이지 참조) 또는 올리브 오일을 뿌린 통밀 포카

치아 60g

① 물에 불린 병아리콩을 소금물에 넣고 마늘, 로즈메리와 함께 끓인다.

② 병아리콩이 익으면 물기를 뺀 후 핸드블렌더로 걸쭉하게 만든다.

③ 올리브 오일, 소금, 후추를 넣은 후 그대로 둔다.

④ 브로콜리가 부드러워질 때까지 데친 다음 올리브 오일, 소금, 레몬으로 양

념한다.

⑤ 수프와 데친 브로콜리를 병아리콩이나 통밀 포카치아와 함께 먹는다.

추천 디저트

말린 살구 20g과 아몬드 25g

2주 차

7일　　아침

커피 또는 차

무가당 아몬드 우유 1컵(240mL)

크랜베리가 든 빵 80g

꿀 10g(2tsp)

브로콜리, 페타 치즈, 토마토를 곁들인 보리 샐러드

보리 40g

브로콜리 150g

방울토마토 100g

당근 1개(중간 크기)

양파(취향에 따라)

페타 치즈 20g

올리브 오일 12mL(1tbsp)

파슬리 약간

소금과 후추 약간

① 소금 넣은 물에 보리를 끓인다.

② 다른 팬에 브로콜리를 넣고 데친다. 보리와 브로콜리가 익으면 각각 물기
   를 꼭 짠 후 식힌다.

③ 보리와 브로콜리를 그릇에 넣고 섞은 후 적당한 크기로 썬 방울토마토,
   당근, 양파를 익히지 않은 채로 넣는다.

④ 페타 치즈를 넣고 섞는다.

⑤ 올리브 오일, 파슬리, 소금, 후추로 간한다. 취향에 따라 따뜻하게 또는
   차갑게 먹는다.

데친 후 올리브 오일과 레몬으로 양념한 초록 잎사귀 채소와 브라운 브레드 40g

무가당 코코넛 우유 1컵(240mL)

견과류와 통곡물로 만든 다크 초콜릿바; 총열량 150칼로리에 당분이 적고(8g 미만) 카카오 함량이 최소 70% 이상인 다크 초콜릿으로 만든 제품

채소, 안초비, 정어리를 넣은 피자(치즈 없이)

완제품 피자 도우 100g

안초비와 정어리 90g

방울토마토 80g

통조림 아티초크 50g

얇게 저민 버섯 100g

시금치 100g

피망 100g

블랙 올리브 20g

올리브 오일 25g(2tbsp)

소금과 후추 약간

① 피자 도우에 생선, 채소, 올리브를 얹는다.

② 올리브 오일, 소금, 후추로 간하고 원한다면 그 외에 다른 허브나 향신료

를 첨가해도 좋다.

③ 피자 도우 포장지에 적혀 있는 조리법에 따라 오븐에 굽는다.

④ 여기서 제시하는 것과 다른 채소와 생선을 사용해도 좋으나 안초비와 정
어리는 오메가-3가 풍부한 생선임을 염두에 두어야 한다.

추천 디저트

소금 무첨가 피스타치오 25g과 말린 크랜베리 20g

1일 권장량을 함유한 멀티비타민·미네랄과 오메가-3를 복용

비타민과
미네랄을

섭취할 수
있는
음식

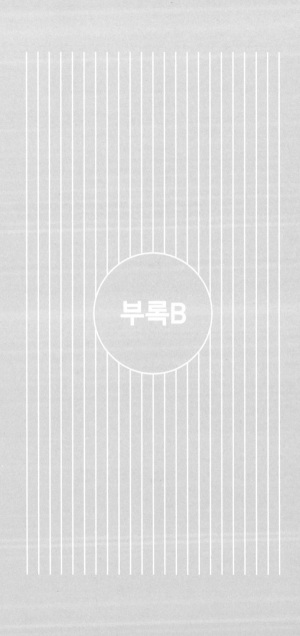

부록B

비타민B12를 섭취할 수 있는 음식

음식	1회 섭취 기준	비타민B12 함유량(μg)	1일 권장 섭취량대비%
익힌 또는 생 참다랑어	75g(2+1/2oz)	8.2~9.3	137~155
익힌 조개	75g(2+1/2oz)	74.2	1,237
익힌 홍합	75g(2+1/2oz)	25	417
익힌 굴	75g(2+1/2oz)	18.2	303
익힌 대서양 삼치	75g(2+1/2oz)	14	233
생 어란(생선알, 곤이 등)	75g(2+1/2oz)	9	150
익힌 알래스카 킹크랩	75g(2+1/2oz)	8.6	143
익힌 또는 훈제한 청어	250mL(1컵)	7.2	120
정어리 통조림 (오일 또는 토마토소스)	75g(2+1/2oz)	6.8	113
캐비어(흑색, 적색)	75g(2+1/2oz)	6	100
1일 권장량의 비타민B12를 함유한 시리얼	1회 제공량	6	100
익힌 송어	75g(2+1/2oz)	5	83
익힌 홍연어(뼈 포함)	75g(2+1/2oz)	4	67
통 곱사연어 통조림	75g(2+1/2oz)	3.7	62
오일에 가공한 참치(가다랑어, 황다랑어 등) 통조림(오일은 제거)	1.0컵	3.21	54
익힌 홍연어	75g(2+1/2oz)	2.3	38
익힌 대서양 연어(자연산)	75g(2+1/2oz)	2.3	38
물에 가공한 참치(가다랑어, 황다랑어 등) 통조림	75g(2+1/2oz)	2.2	37
콩패티 버거	75g(2+1/2oz)	1.8	30
아몬드, 오트밀 또는 쌀 음료(영양소 강화)	250mL(1컵)	1	17
레드 스타Red Star T6635+효모(채식주의자용 식품보조제)	2g	1	17

1일 권장량 대비 25%의 비타민 B12를 함유한 시리얼	1회 제공량	1	25
삶은 달걀(완숙)	특란 1개	0.6	10

출처 · https://ndb.nal.usda.gov

· http://www.fda.gov/Food/GuidanceRegulation/GuidanceDocumentsRegulatoryInformation/LabelingNutrition/ucm064928.htm

· http://www.ncbi.nlm.nih.gov/pmc/articles/PMC3174857

· http://www.ncbi.nlm.nih.gov/pubmed/24724766

· https://www.dietitians.ca/Your-Health/Nutrition-A-Z/Vitamins/Food-Sources-of-Vitamin-B12.aspx

· http://www.ncbi.nlm.nih.gov/pmc/articles/PMC3174857

· http://www.ncbi.nlm.nih.gov/pubmed/24724766

엽산을 섭취할 수 있는 음식

음식	1회 섭취 기준	엽산 함유량 (㎍)	1일 권장 섭취량 대비 %
데친 시금치	1/2컵	131	33
삶은 동부콩	1/2컵	105	26
1일 권장량 대비 25%의 엽산을 함유한 시리얼	1컵	100	25
백미밥	1/2컵	90	23
데친 아스파라거스	4줄기	89	22
삶은 스파게티(영양소 강화)	1/2컵	83	21
익힌 냉동 방울양배추	1/2컵	78	20
잘게 찢은 로메인 상추	1컵	64	16
얇게 저민 아보카도	1/2컵	59	15
시금치	1컵	58	15
데친 냉동 브로콜리(잘게 썬 것)	1/2컵	52	13
데친 냉동 겨자잎(잘게 찢은 것)	1/2컵	52	13
삶은 냉동 푸른 완두콩	1/2컵	47	12
강낭콩 통조림	1/2컵	46	12
밀가루빵	1조각	43	11
구운 땅콩	1oz	41	10
맥아	2tbsp	40	10
토마토주스(캔)	3/4컵	36	9
게(던저너스 크랩)	3oz	36	9
오렌지주스	3/4컵	35	9
데친 냉동 순무청	1/2컵	32	8
신선한 오렌지	작은 크기 1개	29	7
파파야(작게 조각낸 것)	1/2컵	27	7
바나나	중간 크기 1개	24	6
제빵용 효모	1/4tsp	23	6

삶은 달걀(완숙)	특란 1개	22	6
칸탈루프 멜론	1조각	14	4
익힌 대형 넙치	3oz	12	3

칼슘을 섭취할 수 있는 음식

음식	1회 섭취 기준	칼슘 함유량 (mg)	1일 권장 섭취량 대비 %
칼슘 강화 시리얼	1컵	100~1,000	10~100
비타민A·B12·D2와 칼슘이 강화된 코코넛 우유(설탕 첨가)	1컵	451	45
비타민D2·E가 강화된 초콜릿 아몬드 우유(무가당, 멸균 처리)	1컵	451	45
바닐라 아몬드 우유(설탕 첨가)	8fl oz	451	45
통 아몬드	1컵	385	39
발아 병아리콩(벵골녹두) 통조림 (물기는 제거)	1컵	370	37
영양소 강화 두유	1컵	340	34
통 정어리 통조림(오일 가공)	3oz	325	33
칼슘 강화 두유	8oz	299	30
데친 콜라드(케일) (나트륨 무첨가)	1컵	268	27
칼슘 강화 오렌지주스	6oz	261	26
통 곱사연어 통조림	3oz	181	18
말린 치아시드	1oz	179	18
홍연어 통조림	3oz	168	17
데친 비트 잎사귀 (나트륨 무첨가, 물기는 제거)	1 컵 (2.5cm 정도로 조각낸 것 기준)	164	16
북해산 바닷가재 찜	1컵	139	14
헤이즐넛 또는 개암	1컵	131	13
생 버지니아 땅콩	1컵	130	13
생 피스타치오	1컵	129	13
자연산 무지개송어 구이	1필렛	123	12

삶은 발아 검은거북콩 (나트륨 무첨가)	1컵	102	10
잘게 찢은 케일(익히지 않은 것)	1컵	100	10
데친 순무청	1/2컵	99	10
데친 케일	1컵	94	9
구운 도토리 호박 (나트륨 무첨가)	1컵	90	9
삶은 카넬리니 콩	1/2컵	81	8
잘게 찢은 청경채	1컵	74	7
밀가루빵	1조각	73	7
뼈 없는 유럽피언 안초비 통조림 (오일 가공, 오일은 제거)	1oz	66	7
알래스카 자연산 훈제 홍연어 필렛 (껍질 포함)	1필렛	63	6
군고구마(소금간)	1컵	62	6
말린 무화과	1/4컵	61	6
반조리 옥수수 토르티야	직경 15cm가량	46	5
삶은 핀토빈(강낭콩의 일종)	1/2컵	39	4
반조리 밀가루 토르티야	직경 15cm가량	32	3
통밀빵	1조각	30	3
삶은 팥	1/2컵	25	3
브로콜리	1/2컵	21	2

☼ 성인 및 4세 이상 어린이의 칼슘 1일 권장량은 1,000mg이다.

출처 • https://ods.od.nih.gov/factsheets/Calcium-HealthProfessional

철분을 섭취할 수 있는 음식

음식	1회 섭취 기준	철분 함유량 (mg)	1일 권장 섭취량 대비 %
말린 스피룰리나(해조류)	1컵	31.92	177
1일 권장량 100%의 철분을 함유한 시리얼	1회 제공량	18	100
무가당 코코아 가루	1컵	12	67
대서양 굴 찜	3oz	8	44
카넬리니 콩 통조림	1컵	8	44
다크 초콜릿(카카오 함량 45~69%)	3oz	7	39
섭조개 찜	3oz	5.71	32
비타민과 미네랄이 강화된 땅콩버터(알갱이가 씹히는 것)	2tbsp	5.6	31
통 아몬드	1컵	5.31	30
구운 각종 견과류 (나트륨 무첨가)	1컵	4.89	27
삶은 렌틸콩(물기는 제거)	1/2컵	3	17
데친 후 물기를 짠 시금치	1/2컵	3	17
강낭콩 통조림	1/2컵	2	11
대서양 통정어리 통조림 (오일 가공, 오일은 제거)	3oz	2	11
삶은 후 물기를 뺀 병아리콩 (벵골녹두)	1/2컵	2	11
토마토스튜 통조림	1/2컵	2	11
껍질째 구운 감자	중간 크기 1개	2	11
볶은 캐슈너트	1oz(18개)	2	11
삶은 그린빈	1/2컵	1	6
살짝 삶은 후 물기를 제거한 베트남쌀	1/2컵	1	6

통밀빵	1조각	1	6
밀가루빵	1조각	1	6
씨 없는 건포도	1/4컵	1	6
삶은 통밀 스파게티	1컵	1	6
신선한 참다랑어 구이	3oz	1	6
구운 피스타치오	1oz(49개)	1	6
데친 후 물기를 뺀 브로콜리	1/2컵	1	6
삶은 달걀(완숙)	특란 1개	1	6
현미밥(베트남쌀 또는 한국쌀)	1컵	1	6

출처 : https://ods.od.nih.gov/factsheets/Iron-HealthProfessional

비타민A를 섭취할 수 있는 음식

(비타민A를 측정하는 단위로 레티놀 활성당량 RAE, Retinol Activity Equivalents 과 국제단위 IU, International Units 가 모두 쓰이고 있다-역주)

음식	1회섭취 기준	비타민A 함유량 (μgRAE)	비타민A 함유량 (IU)	1일권장 섭취량대 비%
껍질째 구운 고구마	1개	1,403	28,058	561
데친 냉동 시금치	1/2컵	573	11,458	229
당근	1/2컵	459	9,189	184
호박파이(공산품)	1조각	488	3,743	75
칸탈루프 멜론	1/2컵	135	2,706	54
붉은 파프리카	1/2컵	117	2,332	47
망고	1개	112	2,240	45
삶은 동부콩	1컵	66	1,305	26
말린 살구(이산화황 건조)	10조각(1조각은 살구 1/2개)	63	1,261	25
데친 브로콜리	1/2컵	60	1,208	24
토마토주스(캔)	3/4컵	42	821	16
절인 대서양 청어	3oz	219	731	15
1일 권장량 대비 10%의 비타민A를 함유한 시리얼	3/4~1컵	127~149	500	10
구운 콩 통조림 (플레인 또는 채식주의자용)	1컵	13	274	5
삶은 달걀(완숙)	특란 1개	75	260	5
삶은 여름호박(종류 무관)	1/2컵	10	191	4
익힌 홍연어	3oz	59	176	4
저지방 플레인 요구르트	1컵	32	116	2
구운 피스타치오	1oz	4	73	1
오일에 가공한 참치(가다랑어, 황다랑어 등) 통조림(오일은 제거)	3oz	20	65	1

비타민C를 섭취할 수 있는 음식

음식	1회 섭취 기준	비타민C 함유량(mg)	1일 권장 섭취량 대비%
붉은 파프리카	1/2컵	95	158
오렌지주스	3/4컵	93	155
오렌지	중간 크기 1개	70	117
자몽주스	3/4컵	70	117
키위	중간 크기 1개	64	107
초록 파프리카	1/2컵	60	100
익힌 브로콜리	1/2컵	51	85
얇게 저민 신선한 딸기	1/2컵	49	82
익힌 방울양배추	1/2컵	48	80
브로콜리	1/2컵	39	65
토마토주스	3/4컵	33	55
칸탈루프 멜론	1/2컵	29	48
익힌 양배추	1/2컵	28	47
콜리플라워	1/2컵	26	43
구운 감자	중간 크기 1개	17	28
토마토	중간 크기 1개	17	28
익힌 시금치	1/2컵	9	15
익힌 냉동 그린빈	1/2컵	8	13

비타민D를 섭취할 수 있는 음식

음식	1회 섭취 기준	비타민D 함유량(IU)	1일 권장 섭취량 대비 %
대구간 오일	1 tbsp	1,360	340
잎새버섯	1컵	786	196.5
익힌 황새치	3oz	566	141.5
양식 무지개송어 구이	1필렛	539	134.75
익힌 홍연어	3oz	447	111.75
대서양 청어 구이	1필렛	306	76.5
물에 가공한 참치 통조림(물기는 제거)	3oz	154	38.5
틸라피아(열대지역 민물고기)	1필렛	144	36
비타민D 강화 오렌지주스	1컵	137	34.25
영양소 강화 두유	1컵	114	28.5
샹트렐버섯	1컵	114	28.5
초콜릿 아몬드 우유	8fl oz	101	25.25
비타민A·B12·D2와 칼슘이 강화된 코코넛 우유(설탕 첨가)	1컵	101	25.25
무가당 쌀 음료	8fl oz	101	25.25
오일에 가공한 정어리 통조림(오일은 제거)	2마리	46	11.5
양식 대서양 연어 구이	3oz	44	11
달걀(노른자에 비타민D 함유)	특란 1개	41	10.25
익힌 표고버섯(나트륨 무첨가)	1컵	41	10.25
1일 권장량 대비 10%의 비타민D를 함유한 시리얼	3/4~1컵	40	10
뼈 없는 유럽피언 안초비 통조림 (오일 가공, 오일은 제거)	1oz	20	5
익힌 양송이버섯(나트륨 무첨가)	1컵	12	3

비타민E(알파-토코페롤)를 섭취할 수 있는 음식

음식	1회 섭취 기준	비타민E 함유량(mg)	1일권장 섭취량대비%
맥아 오일	1tbsp	20.3	102
구운 해바라기씨	1oz	7.4	37
구운 아몬드	1oz	6.8	34
해바라기씨 오일	1tbsp	5.6	28
홍화씨 오일	1tbsp	4.6	23
구운 헤이즐넛	1oz	4.3	22
땅콩버터	2tbsp	2.9	15
구운 땅콩	1oz	2.2	11
옥수수유	1tbsp	1.9	10
데친 시금치	1/2컵	1.9	10
데친 브로콜리(잘게 썬 것)	1/2컵	1.2	6
콩기름	1tbsp	1.1	6
키위	중간 크기 1개	1.1	6
슬라이스한 망고	1/2컵	0.7	4
토마토	중간 크기 1개	0.7	4
시금치	1컵	0.6	3

오메가-3를 섭취할 수 있는 음식

(오메가-3는 ALA Alphalinolenic Acid , EPA Eicosapentaenoic Acid , DHA Docosahexaenoic Acid 세 가지 형태로 존재한다-역주)

음식	1회 섭취 기준	ALA 함유량(g)	EPA/DHA 함유량(g)
익힌 대형 넙치	75g(2+1/2oz)	0.04~0.06	0.35~0.88
익힌 청어	75g(2+1/2oz)	0.05~0.11	1.6
익힌 로브스터	75g(2+1/2oz)	0.01	0.42
익힌 고등어	75g(2+1/2oz)	0.03~0.08	0.90~1.39
간고등어	75g(2+1/2oz)	0.12	3.43
익힌 홍합	75g(2+1/2oz)	0.03	0.59
익힌 문어	75g(2+1/2oz)	0	0.13
익힌 대서양 굴	75g(2+1/2oz)	0.04~0.05	0.33~0.41
익힌 태평양 굴	75g(2+1/2oz)	0.05	1.04
익힌 명태	75g(2+1/2oz)	0	0.4
익힌 또는 생 대서양 연어(양식)	75g(2+1/2oz)	0.08~0.11	1.48~1.61
익힌 또는 생 대서양 연어(자연산)	75g(2+1/2oz)	0.22~0.28	1.08~1.38
익힌 또는 생 왕연어	75g(2+1/2oz)	0.06~0.08	1.31~1.47
익힌 또는 생 은연어	75g(2+1/2oz)	0.03~0.05	0.33~0.98
익힌 또는 생 곱사연어 또는 곱사연어 통조림	75g(2+1/2oz)	0.03~0.06	0.93~1.26
익힌 또는 생 홍연어 (또는 홍연어 통조림)	75g(2+1/2oz)	0.05~0.07	0.87~1.06
정어리 통조림	75g(2+1/2oz)	0.17~0.37	0.74~1.05
익힌 가리비	75g(2+1/2oz)	0	0.27
익힌 새우	75g(2+1/2oz)	0.01	0.24
익힌 도미	75g(2+1/2oz)	0	0.25
익힌 서대 또는 가자미	75g(2+1/2oz)	0.01	0.37
익힌 틸라피아	75g(2+1/2oz)	0.03	0.1

익힌 송어	75g(2+1/2oz)	0.06~0.14	0.65~0.87
물에 가공한 참치(가다랑어, 황다랑어 등) 통조림	75g(2+1/2oz)	0	0.21
물에 가공한 참치(날개다랑어) 통조림	75g(2+1/2oz)	0.05	0.65
익힌 흰살생선류	75g(2+1/2oz)	0.17	1.2
삶은 콩(흰 강낭콩, 핀토빈)	175mL(3/4컵)	0.17~0.24	0
삶은 동부콩	175mL(3/4컵)	0.11	0
삶은 발아 대두	175mL(3/4컵)	0.76	0
채식주의자용 피시 스틱, 닭고기 또는 미트볼	75g(2+1/2oz)	0.39~0.78	0
껍질을 벗긴 후 볶은 아몬드	60mL(1/4컵)	0.15	0
치아시드	15mL(1tbsp)	1.9	0
빻은* 아마씨	15mL(1tbsp)	2.46	0
히코리 너트	60mL(1/4컵)	0.32	0
깐 호박씨	60mL(1/4컵)	0.06	0
피칸	60mL(1/4컵)	0.25~0.29	0
대두	60mL(1/4컵)	0.42	0
흑호두	60mL(1/4컵)	0.64	0
호두	60mL(1/4컵)	2.3	0
카놀라유	5mL(1tsp)	0.42	0
DHA가 강화된 오메가-3 마가린(피시 오일)	5mL(1tsp)	0.28	0.03
아마씨 오일	5mL(1tsp)	2.58	0
오메가-3 마가린(카놀라유*)	5mL(1tsp)	0.34	0
콩기름	5mL(1tsp)	0.31	0
호두기름	5mL(1tsp)	0.48	0
청어 오일 보충제	5mL(1tsp)	0.04	0.48
연어 오일 보충제	5mL(1tsp)	0.05	1.44
정어리 오일 보충제	5mL(1tsp)	0.06	0.96

아몬드 우유	250mL(1컵)	0.1	0
오트밀 음료	250mL(1컵)	0.3	0

* 함유량은 제품에 따라 달라질 수 있음.

출처   • http://www.whfoods.com/genpage.php?dbid=84&tname=nutrient
      • http://www.dietitians.ca/Your-Health/Nutrition-A-Z/Fat/Food-Sources-of-Omega-3-Fats.aspx

마그네슘을 섭취할 수 있는 음식

음식	1회 섭취 기준	마그네슘 함유량(mg)	1일 권장 섭취량대비%
구운 아몬드	1oz	80	20
데친 시금치	1/2컵	78	20
구운 캐슈너트	1oz	74	19
볶은 땅콩	1/4컵	63	16
시리얼 (통밀을 베개 모양 비스킷처럼 가공한 것)	큰 조각 2개	61	15
플레인 또는 바닐라 두유	1컵	61	15
삶은 검은콩	1/2컵	60	15
삶은 풋콩(껍질째)	1/2컵	50	13
땅콩버터 (알갱이 없이 부드러운 것)	2tbsp	49	12
통밀빵	2조각	46	12
깍둑썰기한 아보카도	1컵	44	11
껍질째 구운 감자	3.5oz	43	11
현미밥	1/2컵	42	11
1일 권장량 대비 10%의 마그네슘을 함유한 시리얼	1/3컵	40	10
인스턴트 오트밀	1팩	36	9
강낭콩 통조림	1/2컵	35	9
바나나	중간 크기 1개	32	8
익힌 대서양 연어(양식)	3oz	26	7
익힌 대형 넙치	3oz	24	6
건포도	1/2컵	23	6
다져서 조리한 브로콜리	1/2컵	12	3
백미밥	1/2컵	10	3

| 사과 | 중간 크기 1개 | 9 | 2 |
| 당근 | 중간 크기 1개 | 7 | 2 |

출처 · https://ods.od.nih.gov/factsheets/Magnesium-HealthProfessional

단식 모방 다이어트

| 초판 1쇄 인쇄 | 2019년 4월 19일 |
| 초판 1쇄 발행 | 2019년 4월 30일 |

지은이	발터 롱고
옮긴이	신유희
감수	정양수
발행인	이원주

임프린트 대표	김경섭
책임편집	권지숙
기획편집	정은미 · 정상미 · 송현경 · 정인경
디자인	정정은 · 김덕오
마케팅	윤주환 · 어윤지 · 이강희
제작	정웅래 · 김영훈

발행처	지식너머
출판등록	제2013-000128호
주소	서울특별시 서초구 사임당로 82 (우편번호 06641)
전화	편집 (02) 3487-1650, 영업 (02) 3471-8044

| ISBN | 978-89-527-9907-4 13510 |